Gay Shui - Potenziere dein Glück
Feng Shui für Schwule und Lesben

Gay Shui

Potenziere dein Glück

Charles Eldborg

Bibliografische Information der Deutschen Nationalbibliothek
Die Deutsche Nationalbibliothek verzeichnet diese Publikation in der Deutschen Nationalbibliografie; detaillierte bibliografische Daten sind im Internet über **www.dnb.de** abrufbar.

© 2015 Charles Eldborg
Herstellung und Verlag: BoD - Books on Demand, Norderstedt
ISBN: 978-3-7392-0965-4

Inhaltsverzeichnis

Potenziere dein Glück

1 Einleitung

Warum dieses Buch? Oder was wir von Emmett Honeycutt lernen können.

Feng Shui, diese alte, geheimnisumwitterte chinesische Kunst des Wohnens, hat in den letzten Jahren einen regelrechten Siegeszug im Westen angetreten. 1982 erschien das allererste Buch zum Thema von Stephen Skinner. Es trug den wenig spannenden Titel *Chinesische Geomantie*. Seither hat eine kaum mehr überschaubare Flut an Büchern und Artikeln über Feng Shui den Markt überschwemmt. Alle möglichen Themen und Zielgruppen wurden dabei behandelt: Ordnung schaffen mit Feng Shui, Feng Shui für einen klaren Kopf, Feng Shui für Garten und Haus, für Wohlstand, Glück, Gesundheit, für die Psyche, für Business, für Liebe und Ehe, für Kinder, und selbstverständlich für Hunde, Katzen, Pferde, Papageien... Die Liste ließe sich beliebig fortsetzen. Nur eine Gesellschaftsgruppe wurde bisher vehement ausgeklammert: die Schwulen. Für sie gibt es noch kein Buch zum Thema Feng Shui! Das halte ich für verwunderlich, denn keine andere Zielgruppe ist eigentlich für dieses Thema so prädestiniert wie die Schwulen. Zunächst einmal ist Feng Shui die ästhetische Architekurlehre des Taoismus, und wenn es um Ästhetik, Kunst, Architektur, Design geht, da sind Schwule nun mal führend.

Auch wird jeder, der sich mit Anthropologie beschäftigt, früher oder später erkennen, dass die Lehre des Feng Shui und seine indische (Vastu) und japanische (Kaso) Variante ihren Ursprung in der uralten Ackerbaugesellschaft des Neolithikums haben, in jenem als golden verklärten Zeitalter, von dem die Griechen viele Epochen später immer noch schwärmten. Diese Urkultur hatte Spaß am Leben. Sex war heilig und förderte die

Fruchtbarkeit der Natur. Homoerotik war weder geächtet noch wurde sie bestraft. Im Gegenteil.

Das Rebhuhn zum Beispiel, ein heiliges Tier des Sonnengottes und seines ausschweifenden Liebeslebens und seiner Fruchtbarkeit wegen von unseren Vorfahren als Glückstier verehrt, war Vorbild in vielerlei Hinsicht. Sein hinkender Balztanz wurde nachgeahmt und auch das „lasterhafte" Treiben der Rebhuhnmänner untereinander, nachdem ihre Weiber mit der Brut beschäftigt waren und für die Hähne keine Zeit mehr hatten, wurde in den heiligen Tempeln bzw. Hainen nachgeahmt.

Wahrscheinlich hätte es in der Vorzeit des Vorbildes der Natur gar nicht bedurft, erlaubt war, was Spaß machte. So war zum Beispiel auch in späteren Zeiten, weder bei den Ureinwohnern Australiens noch bei den Kelten, die in ihren Männerhäusern sogar Gruppensexorgien veranstalteten, Homoerotik unbekannt oder gar tabuisiert.

Es bedurfte schon einer sehr langen und konsequenten Umerziehung durch fanatische Lebensfeinde um uns allen diesen Spaß auszutreiben. Unsere Vorfahren hatten also nach allem, was wir aus Ethnologie, Anthropologie und Geschichtsforschung wissen, am Anfang eine „Fun- und Spaßgesellschaft", alles was zum Lebensglück beitrug war gut und erstrebenswert. Später kamen Religionen auf, die das irdische Leben nur noch als Jammertal ansahen, Leben war plötzlich nur noch Leiden. Sex wurde böse, fast alle Regungen der Natur wurden zur Sünde erklärt. Sogar Nahrungskonsum wurde scheel angesehen, manche zogen es vor, in mystischer Extase zu verhungern, nur damit sie heilig gesprochen wurden. Und andere wiederum verkniffen sich am ach so „heiligen" Sabbat ihre Notdurft.

Nun, von solchen absurden Auswüchsen ist die erste Religion der Vorzeit weit entfernt. Die einzig wahre Religion, wie sie der Dichter Shelly so treffend bezeichnete, hat mit so etwas nichts am Hut. Sie will Glück, Freude und Fülle im Leben fördern.

Und darin besteht die Gemeinsamtkeit von Riten und Gebräuchen der Schwulen und der Urkultur. Gay heißt ja auch fröhlich, vergnügt. Etwas dieser unbeschwerten, unverklemmten Urzeit hat wohl in der Gay Community überlebt. Bei uns wurden die alten orgiastischen Fruchtbarkeitskulte spätestens ab dem Mittelalter von der Kirche verteufelt. Auf dem Blocksberg, in heiligen Hügeln und Hainen, sammelten sich angeblich die Anhänger des Teufels. In Wirklichkeit handelte es sich um ein uraltes Fest der Freuden, das sich unsere Vorfahren nur ungern austreiben ließen, denn diese kultischen Handlungen galten als wichtig, um eine gute Ernte zu sichern.

Die heiligen Tiere dieser Kultur waren: Ziegenbock, Kröte, Fledermaus, Eule und Katze. Sie wurden allesamt von der Kirche als Vertreter des Teufels verdammt. Tiere, die übrigens bis in die Gegenwart im Feng Shui als Glücksbringer gelten. Die Fledermaus zum Beispiel gilt in China als besonderes Glückssymbol für Frauen. So mancher Feng Shui-Freak hat eine Kröte am Schreibtisch stehen. Ich kenne sogar einen rationalen, nüchternen Architekten, der felsenfest behauptet, dass seine Kröte ihn noch nie im Stich gelassen hat. Immer wenn er einen neuen Auftrag braucht streichelt er seinen Talismann. Er schwört, dass diese Methode bisher noch nie versagt habe.

Katzen sind im Feng Shui besonders wichtig, mit ihnen kann man zum Beispiel den mystischen Wasserdrachen aktivieren, was Wohlstand und Reichtum bringt. Die Göttin des Himmels (Freyja, Artemis) zog nach einer Legende unserer Vorfahren bei Regen und Gewitter mit einem Wagen über den Himmel, gezogen von ihren heiligen Tieren, den Katzen. Bei uns im Westen spricht man heute noch davon, dass es Katzen regnet, wenn das schlechte Wetter gar nicht mehr aufhören will. Ich erwähne dieses Beispiel um darauf hinzuweisen, dass auch bei uns in der alten europäischen Tradition die Katze mit dem Wasser und der Fruchtbarkeit verbunden wird, nicht nur in China. Diese Mythen und Bilder sind wohl allesamt Überreste der ersten einst weltumspannenden Kultur.

Feng Shui ist eine unverkrampfte, das Leben feiernde, magische Kunst und manche Aspekte dieser Lehre kann man als Autor nur in einer ebenso unverkrampften, unprüden Atmosphäre näher ausführen.

Der Phallus, der erigierte Penis, gemalt oder modelliert, ist ein wichtiges Symbol, das vor Unheil schützt. Seinen besonders mächtigen Zauber sollte man nicht achtlos ignorieren. An vielen Tempeln in Tibet sind zum Beispiel Penisse als Wächter an Eingängen und Mauern aufgemalt. Dies sind Traditionen mit einer sehr weit zurückliegenden Vergangenheit. Je nachdem in welcher Himmelsrichtung nun im Wohnraum solch ein Penis aufgestellt wird, aktiviert er ganz bestimmte Nuancen der kosmischen Kräfte. Nur wird man darüber in Büchern für die breite Masse nie etwas lesen. Zu unseriös oder gar abstoßend würde es in den Augen *normaler* Menschen wirken. Es war wohl diese Erkenntnis, die mich dazu ermutigt hat, dieses Buch-Projekt selbst anzugehen. Und die Arbeit daran hat mir vom ersten bis zum letzten Tag Freude bereitet.

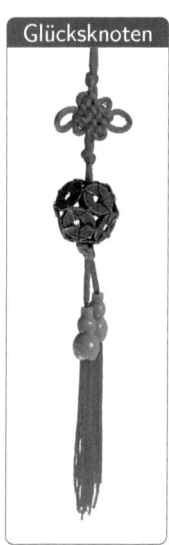

Glücksknoten

Ausschlaggebend war aber dann ein anderer Fakt. Feng Shui ist definitv im Mainstream angekommen. Trotzdem ist es in Film, Funk und Fernsehen quasi nicht existent. Vielleicht liegt es an Unwissenheit oder an der Angst vor Fremdem. Vielleicht wissen die Entscheider auch nur nicht, wie sie sich Vorurteilsfrei mit dem Themenkomplex befassen sollen. Um so erfrischender war es, der eingangs erwähnten Flamme aus Queer as Folk - Emmett Honeycutt - dabei zuzusehen, wie er mit all seinem Elan durch die Wohnung jagt und fengshuit. Doch nicht nur das, es werden ohne negativer Wertung Tarotkarten gelegt oder das Quija Board befragt. In Folge 3 der dritten Staffel entstört Emmett die Wohnung seines Freundes Ted Schmid. In dieser und den weiteren Folgen kann man am Wohnungseingang ein besonders mächtiges Feng Shui Korrekturwerkzeug sehen, natürlich vom Meister Emmett höchstpersönlich angebracht. Es ist ein mystischer Knoten, der aus zusammengebundenen Münzen besteht. Er gilt als so wirksam, dass er schlechte Energien in gute Umwandeln kann. Im Laufe der Serie trennen sich die beiden und Ted wird drogenabhängig - was beweist, dass die Drehbuchschreiber keine Ahnung von Feng Shui bzw. den eingebrachten Mitteln haben. Denn in der Realität kann mit einem mystischen Knoten an der Tür solch ein Unglück *selbstverständlich* nicht passieren.

Und auch wenn es sich bisher nicht so angehört hat, schreibe ich dieses Buch auch für die lesbischen Schwestern der Community. Viele Symbole und Designregeln im Feng Shui sind nicht geschlechtsspezifisch. Ich selbst habe bei der Erforschung der Urkultur und damit dem tiefergehenden Verständniss des Feng Shui viel gerade gleichgeschlechtlich orientierten Forscherinnen zu verdanken. Wahrscheinlich führt das sich-ausleben-können zu einer völlig unverkrampften Herangehensweise bei der eigenen Arbeit und ermöglicht Erkenntnisse, die einem eingefahrenen Forscher verborgen bleiben.

2 Die einzelnen Himmelsrichtungen und ihre Bedeutung

Im Feng Shui hat jede Himmelsrichtung eine besondere Qualität und damit besondere Bedeutung, die wir für uns nutzbar machen können. Zustande kommen diese Aspekte durch das Wechselspiel der Tages- und Jahreszeiten, durch den Lauf der Sonne, den Wechsel von Tag und Nacht, von Dunkelheit und Licht und den Einfluss der Planeten.

Ich werde zunächst im Einzelnen die Aspekte jeder Himmelsrichtung erklären, wie sie zustande kommen und wie wir sie für uns in der Wohnung nutzbar machen können.

Vor Augen halten sollten wir uns dabei immer dass es sich beim Feng Shui um eine uralte Lehre handelt, die uns aus der Megalithkultur in ihren Konzepten, Symbolen und Handlungsanweisungen überkommen ist. Die Grundlagen aller Gesetze leiten sich aus den Steinkreisen wie zum Beispiel Stonehenge ab, den Zeitmesstationen bzw. Tempeln der Steinzeit. Das Wort Tempel stammt von Tempus = *Zeit* und nicht nur die Tempel sondern auch jeder private Raum wurde in der Vorzeit so gestaltet, dass er eine Umsetzung der kosmischen Prinzipien darstellt, damit die Kräfte des Himmels in ihm sichtbar und spürbar werden.

Im zweiten Teil des Buches werde ich anhand praktischer Beispiele zeigen, welche Maßnahmen helfen um persönliche Probleme zu überwinden und die angestrebten Ziele zu erreichen. Was wir also letztlich tun können um einen Wunsch klar und unmissverständlich an des Kosmos zu senden. Den Abschluss bildet ein Anhang, in dem die Grundregeln des Feng Shui dargestellt werden.

Ich beginne zunächst mit der Darstellung der einzelnen Richtungen und ihrer Bedeutung für das Lebensglück. Die wichtigste

Richtung ist dabei aus naheliegenden Gründen der Osten.

2.1 Osten

. . . und der Sonnenjüngling.

Im Osten geht jeden Morgen die Sonne auf. Aufbruchstimmung, Umsetzung neuer Ideen, Vitalität und Tatkraft sind die Eigenschaften, die dieser Richtung zugesprochen werden und daher durch die Nutzung und Stärkung des Ostens im Wohnraum aktiviert werden. Wer ein neues Geschäft beginnen will oder sein Leben neu ordnen möchte, der sollte auf die Energien des Ostens besonders achten und sich mit ihnen stärken. Allgemein fördert der Osten auch und vor allem die Gesundheit.

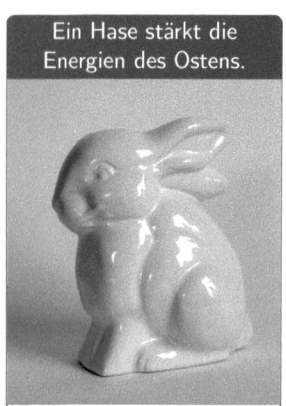

Ein Hase stärkt die Energien des Ostens.

Die Jahreszeit dieser Himmelsrichtung ist das Frühjahr. Das wichtigste Fest ist das Osterfest. Die Chinesen ordnen dem Osten ihr Tierkreiszeichen Hase zu. So ist es kein Wunder, dass der Hase als altes Fruchtbarkeitssymbol in diesem Sektor der Wohnung als Statue aufgestellt die Gesundheit und Vitalität stärkt. Auch bei uns wird das Osterfest ja mit dem Hasen als Fruchtbarkeitssymbol in Verbindung gebracht.

Ein anderes Tier des Ostens ist der Azurblaue Drache. Wer Erfolg, Anerkennung und Vitalität stärken will und mehr Power braucht, kann auch ein Drachenbild in den Osten geben. Einen Drachen hier aufzustellen ist eine in China sehr beliebte Maßnahme.

Wer solche Tierstatuen nicht mag – kein Problem! Im Frühjahr blüht und grünt ja alles. Grün ist somit die Farbe des Ostens! Gib daher, wenn dir das statt eines Drachens oder Hasens lieber ist, einen grünen Gegenstand in den Osten, oder streiche dein Ostzimmer oder die östliche Wand deines Zimmers grün. Smaragdgrün, allgemein dunkle Grüntöne, sorgen dabei mehr für die Gesundheit, helle Grüntöne wie Bambusgrün gelten als besonders förderlich, um Anerkennung und Erfolg zu erringen.

Wer nicht gerne malert stellt am besten einfach grüne Pflanzen auf. Allgemein stärken Pflanzen den Osten besonders gut. Aber auch das Bild grüner Pflanzen, allen voran das Bild eines grünen Bambus, gelten als sehr günstig.

Bei uns in Europa ist übrigens ein weiteres Symbol des Ostens und der Osterzeit der Widder. Und der Monat April, in den meistens das Osterfest fällt, ist ja dem Sternbild des Widders gewidmet. Die Hörner des Widders stehen dabei für die Zeugungskraft dieser Jahreszeit und damit auch für den Phallus. Alles wird grün, wächst und gedeiht. Wer will kann also auch eine Widderstatue in den Osten stellen oder als klassisches Phallussymbol ein oder zwei Obelisken. Auch das stärkt diesen Sektor und damit die Lebensziele und Wünsche, die mit dem Osten assoziiert werden.

Wer US-Amerikanische oder Britische Fernsehserien ansieht, in denen die gehobene Gesellschaftsschicht eine Rolle spielt, wird oftmals auf Tiersymbole und andere Feng Shui Objekte stoßen. Den Briten und ihren Abkömmlingen in Übersee steckt sozusagen Feng Shui im Blut. Die Serien Columbo, Monk, Die Nanny, Inspektor Barnaby, um nur einige zu nennen, enthalten interessante Beispiele für Wohnungen mit gelungenem Feng Shui-Design. In der Folge „Mord nach Rezept" (Columbo 1968) steht zum Beispiel „zufällig" am Eingang eine hübsche Widderstatue, noch verstärkt durch einen Spiegel. Eine solche Statue gilt im Feng Shui als gutes Schutzzeichen und entspricht einer sehr alten Tradition auch bei uns im Westen. Unsere keltischen Vorfahren haben einst am Eingang echte Widderhörner als Schutzzeichen angebracht. Eine Tradition, die mancher Bauer besonders in Österreich bis in die Gegenwart fortsetzte. Im Mittelalter ging man dazu über, Widderköpfe im Stadtbereich einfach über den Eingang zu meißeln. Oder, wie es der unverbesserliche Okkultist Goethe tat, das Pentagramm als Abstraktion im Eingangsbereich seines Gartens an der Ilm anzubringen. Das Pentagramm steht dabei für den gehörnten Gott (Ziegenbock oder Widder) und damit für Fruchtbarkeit, aufbauende Energie und für den Schutz vor negativen Kräften.

Am Eingang des Tempels von Salomon stehen zwei nichttragende, völlig funktionslose Säulen. Auch sie sind Phallussymbole, die letztlich die Widderhörner ersetzen. Freistehende Säulen stehen immer, wie auch ihr Pendant die Menhire, in der alten Bautradition für Kerle (Wächter) und deren wichtigstes Organ, den Penis, der im erigierten Zustand Feinde und alles Negative abschrecken soll. Stell dir einen Wächter vor, zum Beispiel am Eingang zur Disco, dann weißt du was für Qualitäten hier im Osten herrschen und die du dir nutzbar machen kannst. Wem immer es an Selbstvertrauen und Durchsetzungsfähigkeit fehlt, der sollte den Osten in seinem Wohnraum wie bereits besprochen (Farbe Grün, Pflanzen) stärken.

Da Wasser im Zyklus der Elemente nach der Lehre des Feng Shui die Energien des Ostens besonders aufbaut, wirkt ein Zimmerspringbrunnen oder ein anderes Wasserobjekt, wie ein Aquarium oder eine Glasschale mit Wasserpflanzen darin, oftmals wahre Wunder. Wem es an Selbstvertrauen, Optimismus, Begeisterungsfähigkeit, Durchsetzungsfähigkeit, Vitalität aber auch Gesundheit oder der Fähigkeit, Träume zu realisieren, mangelt, ist deshalb auch gut beraten, wenn er zum Wasserfeature greift um den Osten in seinem Wohnraum zu stärken.

Der Osten ist ja der Punkt der jungen Sonne und damit des jungen Sonnengottes, des Sonnenjünglings. Ein Bild oder die Statue eines jungen Mannes oder gar die des Sonnengottes Apollo ist da natürlich ein weiteres gutes Mittel, um die Kräfte dieses Sektors zu aktiveren und gilt als besonders stärkend für Gesundheit und Vitalität. Auch Bilder, die einen Sonnenaufgang zeigen, passen gut hierher. Wer ein Fenster im Osten hat, sollte dies möglichst oft vor allem vormittags öffnen, um die Kräfte der Sonne und damit Vitalität und Selbstvertrauen in die Wohnung zu lassen. Der Möglichkeiten sind keine Grenzen gesetzt.

Stark wirksam ist es auch, einen großen Spiegel hier anzubringen und vor dem Spiegel ein Aquarium, einen Zimmerspring-

brunnen oder Pflanzen zu geben. Derart verdoppelt wirken diese
Feng Shui-Gegenstände besonders stark. Wem die Aktivierung
der Kräfte des Ostens besonders dringlich erscheint, der kann
natürlich auch mit dem Kopf in Richtung Osten schlafen. Oder
gleich Schlafzimmer oder Büro in diesen Sektor des Hauses ver-
legen.

Wer auf Jungs und Phallusse nicht so sehr steht, gibt
am besten die Energie in den Osten, die wie kaum eine
andere mit der Frau in Verbindung gebracht wird: die des
Wassers. Wasser bringt Leben in die Natur, Pflanzen können nur mit der Kraft des Wassers keimen und wachsen, es
wurde daher von unseren Vorfahren mit der Muttermilch,
der Nahrung des Säuglings gleichgesetzt.

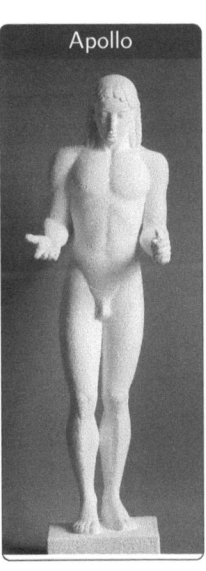

Apollo

Göttner-Abendroth, die wohl bekannteste Matriarchats-
forscherin im deutschen Sprachraum, weist darauf hin,
dass die Schalensteine, die Geburtssteine in alten Heilig-
tümern, gerne im Osten standen. Selbige beinhalten für
gewöhnlich Wasser und sind ein Naturphänomen beson-
derer Güte, denn sie führen auch bei großer Trockenheit
meist noch das kalte Nass. Vermutlich auch deshalb war
bei unseren Vorfahrrinnen die Geburt in der Nähe eines
Schalensteines sehr beliebt, denn Wasser zur Reinigung
des Kindes und der Mutter nach der Geburt war durchaus willkommen. In diesem Kult liegt auch der Ursprung der
christlichen Taufe.

Das Wasser in Schalensteinen aus Granit soll antibakteriell
und damit krankheitsvorbeugend und gesundheitsfördernd wirken. Es ist, wie alte Frauen den Mythenforschern versicherten,
das einzig wahre, echte und segenbringende Weihwasser, von
Mutter Natur selbst geweiht. Diese vermutlich jahrtausendelang genutzten Geburtssteine konnten in den entsprechenden
Gegenden (zum Beispiel im österreichischen Mühlviertel) von
den einheimischen Frauen bis in die Gegenwart bezeichnet werden. Dieser alten Tradition symbolisch zu folgen baut ein starkes
Energiefeld auch in der Wohnung auf. Wasser in den Osten zu

geben bedeutet nicht nur die Gesundheit zu fördern, sondern auch einen Neustart, eine Neuausrichtung im jetzigen Leben zusätzlich zu unterstützen.

Das heilige Tier des Ostens ist ja auch der Drache, genauer der Wasserdrache. Jeder Fluss und seine schlangenförmig mäandernde Form wurde von unseren Ahnen als Wasserdrache oder Wasserschlange gesehen, folgerichtig kann auch das Bild einer Schlange oder eines Drachens im Osten stehen oder - wer es mag - die Statue der kretischen Göttin, die zwei Schlangen in ihrer Hand hält.

Wer eine schöne Kopie des heiligen Schildes der Athene mit dem Schlangenkopf der Medusa zum Beispiel bei einem Griechenlandurlaub erwirbt, kann selbige als recht stark wirksames Schutzzeichen ebenfalls in den Osten geben. Auch Goethe hat das Haupt der Medusa bei sich in der Wohnung aufgestellt, neben anderen klassischen Feng Shui-Symbolen wie Adler, Siegesgöttin etc. Er hat sich dazu extra eine Kopie des Orginals, das König Ludwig I. von Bayern besaß, von selbigem schicken lassen. Wer Lust hat nach Weimar zu fahren kann derzeit im Museumsshop am Frauenplan eine Kopie dieser Medusa erwerben.

Die Schlange kann auch immer als Ersatz für Phallussymbole wie Obelisk, Shiva-Steine, Pilze und ähnliches herhalten. Sie ist eigentlich androgyn, besitzt in der Symbolik sowohl weibliche als auch männliche Eigenschaften, denn manche Schlangen legen Eier. Und auch Eier bzw. eiförmige Gebilde, vor allem solche aus Kristall, sind wertvolle Objekte im Taoismus, die die Frequenzen eines Raumes stark erhöhen und sehr gut auch in den Osten passen. Aus einem Weltenei ging in der Mythologie das erste Leben hervor. Das Ei steht daher als Symbol für Schöpfungskraft, Vitalität und Neubeginn.

Das Christentum hat in so manchen Heiligenfiguren die Symbole der Urreligion übernommen. Alle weiblichen Heiligen mit Kelch, Lilie oder Füllhorn in der Hand (Barbara, Brigida, Hildegard, Walburga) stehen von daher gut im Osten, denn sie sind die heimlichen Erben der Fruchtbarkeits- und Wassergöttin (Isis, Brigida, Freya). Im Vastu, dem indischen Feng Shui, ist übrigens die Göttin Laksmi die Herrscherin des Ostens. Wer indische Statuen mag kann sie hier aufstellen.

Tipp: Die allerbeste Stärkung des Ostens soll man/frau übrigens mit einer Schale Wasser und drei Bambussprößlingen darin erreichen. Drei ist die Zahl des Ostens im Feng Shui. Wasser in der Kombination mit grünen Pflanzen stärkt dabei den Osten besonders gut. Wer will gibt dahinter noch einen Spiegel. Besser geht's dann wirklich kaum mehr um Vitalität und Gesundheit zu stärken und voller Optimismus und Selbstvertrauen künftig durch das Leben zu gehen.

ZUSAMMENFASSUNG OSTEN

Element:	Holz
Farbe:	Grün, Grünblau
Tageszeit:	Morgen
Jahreszeit:	Frühjahr, Frühlingsäquinox
Fest:	Ostern
Vegetationsperiode:	Reifezeit
Symbole:	Jüngling, Hase, Widder, Drache, Schlange, Pentagramm, kretische Rhea, Apollo, Pflanzen, Schale mit Wasser
Lebensthemen:	Selbstvertrauen, Durchsetzungsfähigkeit, Verwirklichung von Ideen
Gefahren:	Reizbarkeit, Ungeduld, Fehler machen, Sorglosigkeit

2.2 Südosten

Eros reitet den Stier und die Lustgrotte des Königs Salomon.

Der Südosten wird im Jahreskreis dem Wonnemonat Mai zugeordnet, der schönsten Zeit des Frühlings, wenn in unseren Breitengraden die ersten wirklich warmen und milden Sonnentage ins Freie locken. Das wichtigste Fest dieser Zeit ist die Walpurgisnacht, die Nacht zum ersten Mai. Es ist die Zeit des potenten Stiergottes, dessen zwei Hörner für die Zeugungskraft stehen.

Freudenstadt, Freudenberg sind Ortsnamen in unserem Land, die alte ehemalige Kultplätze bezeichnen, an denen das Frühlingsfest in grauer Vorzeit begangenen wurde. Dabei wurde fleißig der Göttin der Liebe gefröhnt. Die Herrscherin des Südosten ist Venus bzw. ihr Sohn, der androgyne Schönling Eros, den die alten Griechen wohl zurecht als ersten, ältesten und einzig Wahren der Götter betrachteten. Denn wo wären wir alle ohne die Liebe... Die Qualitäten des Südostens sind passend zum Frühlingsfest: Kommunikation, Kreativität, Harmonie, Wachstum, Reichtum, Glanz und Fülle, kurz die Fähigkeit ein gutes Leben zu Leben. Die Farben des Südostens sind Grün und Himmelblau, beide stehen für Leben und Wachstum. Das Element des Südostens ist wie schon im Osten das Holz. Denn wirklich alles wächst und sprießt zu dieser Jahreszeit. Wenn du deinen Wohlstand oder deine Kreativität fördern willst dann gib Pflanzen bzw. grüne oder blaue Gegenstände in den Südosten. Der Südosten steht (denk an die Walpurgisnacht) allgemein für die geschlechtliche Vereinigung. Ein Bild eines eng umschlungenen Liebespaares passt von daher gut hierher. Ebenso das indische Shri-Yantra oder das Hexagramm, denn beide symbolisieren den Sexualakt. Ein Schlafzimmer im Südosten soll übrigens zu einem aufregenden, abwechslungsreichen Liebesleben führen.

Im Vastu, dem indischen Feng Shui, gilt ein Büro im Südosten als der Erfolgsgarant schlechthin. Da Wasser im Kreislauf der Elemente Holz nährt, stärkt ein klassisches Wasserobjekt wie ein Zimmerspringbrunnen oder eine große Schale mit Wasser und Pflanzen darin die Energien des Südosten besonders. Auch der Tempel Salomons hatte im Südosten ein großes Wasserbecken aus Erz, dass von zwölf Stieren getragen wurde. Dies ist eine sehr gute Maßnahme aus der Sicht des Feng Shui. Die Kraft der Venus wird so gestärkt, nicht nur für Liebesabenteuer sondern auch für Erfolg und Reichtum. Und Playboy Mansion, die Villa des Plaboyherausgebers Hugh Hefner in Los Angeles, hat den Swimmingpool und die Liebesgrotte, die schon Schauplatz zahlreicher Filme und Fernehproduktionen waren, im Südosten. Welch ein Zufall! Diesen Einsatz des Wasserfeatures im Südosten haben die Lustgrotte Hefners und der Tempel des Salomon gemein.

Dass Salomom ebenfalls ein Lüstling war, mit vielen tausend Frauen samt legendärer Liebesgschichte mit der Königin von Saba und seiner Sexdichtung, dem Hohen Lied der Liebe, wissen wir aus der Bibel. Scheinbar hat er die schwulen Gene seines Paps nicht geerbt, jenem König David, dem die Liebe seines Freundes Jonathan kostbarer war als Frauenliebe. Nun nicht jeder kann alles haben oder weiß alles zu schätzen...

Dass aber der Tempel Salomons von seiner Ausstattunng und Symbolik her eigentlich ein Tempel der kanaanitischen Fruchtbarkeitsreligion war mit all seinen Freuden und „Lastern", darauf hat meines Wissens zum ersten mal die Theologin Gerda Weiler aufmerksam gemacht. Die alte Religion hatte ohne zu missionieren weltweit ihre Anhänger, die Symbole waren deswegen überall sehr ähnlich.

Da nach dem chinesischen Kalender die heiligen Tiere Schlange und Drache im Südosten residieren kannst du auch Bilder von Drachen oder Schlangen in diesen Sektor geben. Wenn du das magst. Beide Tiere symbolisieren Vitalität und viel Energie. Bei der Schlange zumindest ist auch der Bezug zum Phallus offensichtlich. Natürlich geht auch das Bild oder die Statue eines Stieres. Denn die Zeit des Monats Mai ist ja die Zeit des Sternbilds Stier.

In Japan wird Feng Shui ebenfalls gepflegt, es heißt dort Kaso, was wörtlich übersetzt „Aussehen des Hauses" bedeutet. Das Kaso empfiehlt, dass der Eingang eines Hauses sich im Südosten befinden soll. „Den Haupteingang dem Drachen und der Schlange, die Speisekammer dem Hund und dem Eber".[1] Solche Häuser sollen ein gutes Kaso haben. Die Speisekammer im Nordwesten

---

[1] In der chinesischen und japanischen Astrologie steht der Nordwesten unter der Herrschaft des Tierkreiszeichens Eber.

Potenziere dein Glück

sorgt dafür, dass wir immer genug zu essen haben.

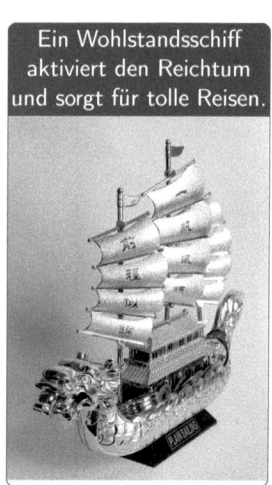

Ein Wohlstandsschiff aktiviert den Reichtum und sorgt für tolle Reisen.

Der Drache ist auch für die Japaner ein Symbol der Stärke und Macht, und er steht als Glückszeichen auch für Wachstum und Fortschritt. Die Essenz dieses Zeichens ist ein verborgener Schatz. Die Schlange wiederum bringt viel Glück bei Geschäften, sie soll das Geld regelrecht anziehen. Ihr Sektor wird als Eingang von Geschäftsleuten bevorzugt. In einer der ältesten Siedlungen der Menschheit, im anatolischen Çatalhöyük, wurden bereits 7000 vor Christus alle Wohnungen mit dem Eingang im Südosten ausgestattet. So alt ist diese Tradition. Und auch die Wohnstätten der Toten, die Zugänge zur Anderswelt haben oft ihren Eingang im Südosten. Dies ist so in New Grange in Irland und auch beim sogenannten Schatzhaus des Atreus, einer mykenischen Grabstätte. Einer der Gründe dafür liegt darin, dass die Sonne im Winter im Südosten aufgeht und ihr Licht und ihre Kraft der Auferstehung zur Wintersonnenwende dort beginnt. Ein Eingang hier lässt uns an der Kraft der unbesiegbaren Sonne, der „sol invictus“ wie sie die Lateiner nannten, teilhaben.

Doch zurück zur Innenausstattung. Da der Südosten auch unter der Herrschaft der Venus steht fördern Früchte, die der Göttin zugeordnet werden, Reichtum und Wohlstand. Dies sind vor allem Apfel, Birne, Zitrone und Orange. Eine klassische Feng Shui-Maßnahme ist es, einen Apfelbaum im Südosten zu pflanzen, dies soll sehr gut zur Förderung des Wohlstands sein. Eine Schale mit Orangen im Südosten des Hauses oder des Esszimmers fördert den Wohlstand nach Ansicht des Feng Shui dabei ebenso wirksam. Auch Muschelschalen, ein uraltes Symbol für Reichtum und weibliche Fruchtbarkeit, stärken den Südosten. Botticellis berühmtes Gemälde *Die Geburt der Venus* lässt selbige aus einer Muschel steigen. Dieses Bild passt wie kaum ein anderes hierher. Eine gute Bekannte von mir liebt dieses Bild geradezu und es hängt bei ihr im Schlafzimmer. Und fast ist es überflüssig zu erwähnen, dass sie mit diesem geistigen Schutz im geschäftlichen Leben sehr erfolgreich ist. Wo auch immer dieses Bild hängt erzeugt es aufgrund seiner positiven Ausstrahlung gutes Feng Shui. Im Schlafzimmer sorgt es besonders für einen guten Start in den neuen Tag.

Der Südosten ist auch der Platz der jungen Chefin eines Hauses, die manchmal auch schon Kinder hat oder gar verheiratet ist, wie eben die Venus in der Mythologie. Ebenso ist hier der Bereich der ältesten Tochter, für eine Frau im Alter zwischen Dreißig und Fünfundvierzig also besonders günstig. Eine der erfolgreichsten Frauen der Weltgeschichte, Maria Theresia, die Kaiserin von Österreich, die ihre Herrschaft trotz aller Widersacher und Feinde bewahren und ausbauen konnte, hatte ihre Sommerresidenz Schloss Schönbunn von ihrem Vater geschenkt bekommen. Ihr Schlafzimmer befand sich im Südosten. Besser geht es aus der Sicht des Feng Shui für die älteste Tochter nicht. Da Maria Theresia mit Leidenschaft Mutter war, hat sie oft schwanger vom Schlafzimmer aus regiert. Das Schlafzimmer war somit notgedrungen auch ihr Büro, was wiederum aus der Sicht des Vastu die Erfolgsgarantie schlechthin ist.

Allgemein sollte der Südosten bei folgenden Problemen gestärkt werden: Wenn du neue Ideen brauchst, wenn du effizienter und beharrlicher werden willst, wenn du eine positivere Einstellung zum Leben gewinnen willst, oder wenn du unbedingt volle Auftragsbücher und den Zufluss finanzieller Mittel brauchst, in all diesen Fällen sollte die Stärkung des Südostens dein primäres Anliegen sein. Auch wenn du schon lange mit deinem Schatz zusammenlebst, sich eure Beziehung etwas eingeschliffen hat, dann solltest du die Energie des Anfangs, die des Frühlings und damit des Südostens fördern.

Potenziere dein Glück

Zusammenfassung Südosten

Element: Holz
Farbe: Grün, Himmelblau
Tageszeit: 9 Uhr morgens, Teepause
Jahreszeit: Frühsommer
Fest: Walpurgisnacht
Vegetationsperiode: Wachstum
Symbole: Schlange, Frosch, Schiff, Geld, Eros, Venus, Orangen, Muschel
Lebensthemen: Reichtum, Wohlstand, Erfolg, Kommunikation, Harmonie, Fortschritt, Inspiration, neue Ideen
Gefahren: Tagträume, unrealistische Ideen, Gereiztheit

2.3 Süden

Hochstand der Sonne.

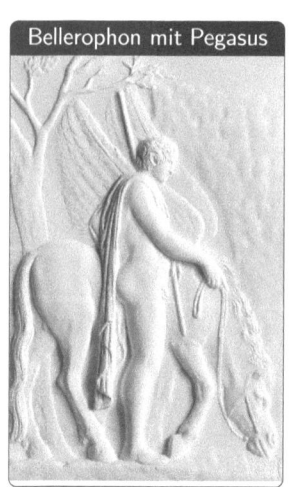

Bellerophon mit Pegasus

Im Süden erreicht die Sonne mittags täglich ihren höchsten Stand. Im Hochsommer erreicht sie dort auch ihren jährlichen Höchststand, sie steht sozusagen am Höhepunkt ihrer Macht. Ihr feuriges Temperament wird in diesen Tagen besonders spürbar. Macht, Erfolg, Ruhm und Anerkennung aber auch die Leidenschaft die mit der Kraft des Feuers verbunden werden sind die Themen, die dem Süden zugeordnet werden. Auch wer eine positivere Einstellung zum Leben finden oder seine Ängste überwinden will, eine schnelle Auffassungsgabe für Studium und Beruf braucht oder neue Ideen finden will, der sollte den Süden seiner Wohnung stärken. Dies geschieht am besten durch rot blühende Pflanzen oder Feuerenergie in Form von Kerzenlichtern oder Lampen mit rotem Schirm. Als besonders glückbringend gilt dabei ein Bild mit roten Mohnblüten. Dies deshalb weil der Mohn die heilige Pflanze des Glücksgottes Agathodemon ist.

Eines der heiligen Tiere des Südens ist das Pferd, es sorgt
für die Energien, die man braucht um sich gegen die Konkur-
renz durchzusetzen. Auf vielen britischen und amerikanischen
Schreibtischen ist deshalb das Pferd als Accessoire ein fester
Bestandteil. Auch Bilder des Hahns sorgen für mehr Durchsetzungsfähigkeit. Überhaupt alle prächtig gefiederten Tiere, wie
Pfau und Papagei werden den Energien des Südens und des
Feuers zugeordnet und sollen dort für höchste Anerkennung und
glückliche Nachrichten sorgen. Greifvogelbilder im Süden sorgen
in erster Linie für Reichtum. Ein Pfauenbild zieht Wohlstand
und Fülle an und schützt vor Unglück und negativen Energi-
en. Kleinere Vögel bringen gute Nachrichten und ziehen ebenfalls Glück an. Krähen symbolisieren prophetische Träume und
himmlische Botschaften. Eulen stehen für Weisheit und Kontakt
zum inneren Selbst.

Wer studiert und eine wichtige Prüfung vor sich hat sollte unbedingt an die Gestaltung des Südens denken. Ideal hierzu ist
entweder die Statue eines Pferdes oder eines Adlers. Das mys-
tische Tier des Südens ist der Feuervogel, der Phönix, der sich
aus der Kraft des Feuers immer wieder selber neu gebiert. Ein
Abbild des Phönix im Süden gilt daher als unglaublich glückbringend. Doch Neun - die Zahl des Feuers - Feuervögel, am
besten selbst gemalt, sollen noch stärker wirken. Ihre Macht
soll überwältigend sein, so dass Ruhm und Anerkennung nichts
mehr im Wege steht.

Der Süden wird aber auch der Marsenergie zugeordnet. Friedrich der Große hat seine Residenz Sanssouci stark nach Süden
ausgerichtet. Ebenso war Schloss Charlottenburg - der Sommer-
sitz der preußischen Könige und Lieblingsaufenthaltsort Friedrich des II., bevor Sanssouci vollendet wurde - stark südlastig.
Dies erklärt aus der Sicht des Feng Shui sehr gut den kämpferi-
schen Elan, mit dem es dem kleinen Preußen gelang, entgegen
aller Erwartungen selbst zur Großmacht aufzusteigen.

Auch Goethe war ein Südfreak. Bald nach seiner Ankunft
in Weimar konnte er ein idyllisches Haus mit viel Garten an

der Ilm erwerben, und eine seiner ersten Handlungen war eine Erweiterung an der Südwand des Hauses. Diese Maßnahme hat ihm sehr viel Ansehen und Erfolg eingebracht.

Für dich kannst du den Süden neben dem Feuerelement auch mit der Energie des Holzes stärken, denn Feuer brennt durch Holz. Also auch Pflanzen, vor allem neun rot blühende Pflanzen, stärken den Süden sehr gut, falls du Platz dafür hast. Es muss also nicht immer gleich ein Anbau sein... Natürlich kannst du im Süden auch eine Statue des Gottes Mars aufstellen. Als Ersatz geht sehr gut jede Statue eines Kriegers, zum Beispiel die zur Zeit erhältliche des Königs Leonidas aus dem Film 300. Für Frauen empfiehlt sich die Statue einer Amazone.

ZUSAMMENFASSUNG SÜDEN

Element: Feuer
Farbe: Rot
Tageszeit: Mittag
Jahreszeit: Sommer
Fest: Mittsommer
Vegetationsperiode: Blüte
Symbole: Pferd, Greif, Pfau
Lebensthemen: Ruhm, Anerkennung, Ansehen, Erfolg, beruflicher Aufstieg, bemerkt werden
Gefahren: Stress, Streitlust, emotionale Labilität

2.4 Südwesten

Segen und Glück durch turtelnde Jungs.

Der Südwesten steht im Feng Shui für die Zeit des Frühherbstes, die Früchte beginnen zu reifen. Alles in der Natur geht seiner Vollendung entgegen. Die Zeit der Ernte naht. Familiäre Harmonie, Mutterschaft, die Fähigkeit rational und praktisch zu denken, allgemein die Steigerung der Qualität unseres Lebens und unserer Lebensziele, die Vertiefung aller Arten von Beziehungen sind die Themen des Südwestens.

Um einen guten Partner zu finden sollte der Südwesten Tag

und Nacht ausgeleuchtet werden. Kristallkugeln, die alle Farben des Regenbogens spiegeln, Kerzen, die Farben Rot und Gelb, schöne Halbedelsteine, gelb oder rot blühende Blumen, dies alles passt vortrefflich zum Südwesten. Gut ist es, Gegenstände doppelt im Südwesten aufzustellen. Zum Beispiel zwei Vasen, zwei Kerzen oder zwei Steine. Denn die Zahl Zwei symbolisiert das Glück der Partnerschaft. Wenn du einen festen Partner hast ist es am besten, ein Bild von dir und deinem Freund in den Südwesten zu stellen. Ihr solltet dabei fröhlich sein und Arm in Arm oder eng umschlungen posieren. Ein solches Foto in diesem Sektor soll die Beständigkeit und Dauer eures Liebesglücks mächtig fördern. Wenn du auf der Suche nach einem Kerl bist, dann stell im Südwesten deiner Wohnung oder deines Schlafzimmers einfach ein Bild von zwei turtelnden Vögeln oder zwei hübschen, eng umschlungenen Jungs auf. Diese Maßnahme gilt als sehr hilfreich um endlich den Richtigen zu finden.

Wer es mag kann hier aber auch die Statue der Göttin Kuan Yin, der Göttin der Barmherzigkeit, aufstellen. Ihr Bild geht auf die uralte Kultur der Vorzeit zurück und gilt als besonders segensbringend. Sie trägt oftmals ein Kind auf ihrem Arm oder ein Gefäß, das die Fülle symbolisiert. Zu ihren Füssen befindet sich die Schlange, die sie in Zaum hält. Das westliche Pendant dazu ist eine Statue der Maria mit dem Jesuskind.

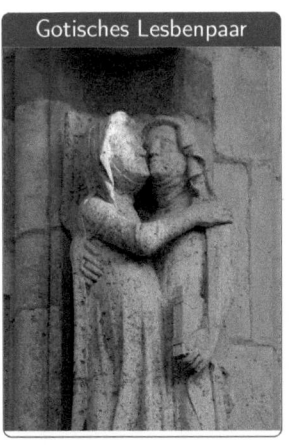
Gotisches Lesbenpaar

Im Südwesten geht ja zur Weihnachtszeit die Sonne unter. Sie erreicht hier ihren tiefsten Punkt, um dann nach der Wintersonnenwende jeden Tag ein Stück höher zu steigen. Im Sommer geht sie dann weit oben im Nordwesten unter. Kuan Yin ist die chinesische Gebärerin des Sonnenkindes, die mit ihrer Kraft die Mächte des Winters überwindet. Für Selbige steht in diesem Fall die dunkle Schlange. Ursprünglich symbolisierte die schwarze Schlange nicht das Böse schlechthin sondern einfach die Kräfte des Winters, der Dunkelheit, der Nacht, kurz: die abnehmenden Energien. Das Leben verläuft nun mal in zyklischen Bahnen, ohne Leben kein Tod und ohne Tod kein neues Leben. Goethe hat sehr schön diese Erkenntnis der Naturmystik mit dem Satz zusammengefaßt: „Und solange du nicht hast dieses *stirb und werde* bist du nur ein trüber Gast auf dieser dunklen Erde."

Ursprünglich war es in Europa Frau Holle, die zur Weihnachtszeit mit ihrem Hirschwagen über den Himmel zog um ihre Geschenke zu verteilen. Später wurde daraus der heilige Nikolaus mit seinem Rentierschlitten. Kuan Yin ist der chinesische Name dieser uralten Göttin. Ihre Statue bringt sehr viel Glück in das Haus, in dem sie steht. Vielleicht hast schon mal die US-Serie Die Nanny mit Fran Drescher gesehen. Diese Serie soll ja unter Schwulen nicht zuletzt wegen dem Retrolook der Protagonistin Kultstatus haben. Die schicke Wohnung des Brodway-Produzenten in dieser Serie ist voll durchgestyled nach Feng Shui-Gesichtspunkten und ein Lehrstück dafür, wie nach Feng Shui-Maßstäben eine gute Wohnung aussehen kann. Natürlich steht in dieser Serie eine Kuan Yin-Statue auf einer Kommode, um das Familienglück zu stärken, und sicherlich hat sie auch dem Produzenten und den Mitwirkenden viel Glück gebracht.

Allgemein sind alle Bilder und Symbole im Südwesten günstig, die der Mutter Erde zugeordnet werden können. Dazu gehören Landschaften mit weiten, wogenden Weizenfeldern, Bilder mit weidenden Kühen oder Schafen, aber auch Wildtiere, vor allem Bilder von Hirschen und Rehen.

Ein Wohnzimmer, das im Südwesten liegt, kann besonders gut mit der Farbe Gelb ausgestaltet werden. Gelb war im alten China nur dem Kaiser vorbehalten, es gilt als Farbe der Harmonie und des stetigen Fortschritts.

> ZUSAMMENFASSUNG SÜDWESTEN
>
> -
>
> *Element*: Erde
> *Farbe*: Gelb, Ocker
> *Tageszeit*: Nachmittag
> *Jahreszeit*: Frühherbst
> *Fest*: Erntefest
> *Vegetationsperiode*: Reifezeit
> *Symbole*: Schafe, Hirsch, Kuan Yin, ein Paar
> Mandarinenten, Kristalle
> *Lebensthemen*: Harmonie, Fortschritt, Partnerschaft,
> praktisches Denken
> *Gefahren*: Motivationsmangel, Depressionen

2.5 Westen

Lebensfreude, Spaß und Unterhaltung. Oder warum der Thron Karls des Grossen an seinen Exzessen schuld ist.

Im Westen geht die Sonne unter. Diese Himmelsrichtung steht deswegen für Vollendung, für die Zeit der Ernte aber auch Zufriedenheit und vor allem Romantik. Denn wer kuschelt nicht gern mit seinem Partner bei Sonnenuntergang an einem romantischen Gewässer. Das chinesische Schriftzeichen Dui, der See, wird dem Westen zugeordnet. Dui heißt aber auch Fröhlichkeit. In der Mythologie liegt mitten im Westen die Insel der Seligen, die nichts besseres zu tun haben als ihre Zeit mit Freude, Tanz und Gesang zu vertreiben. Freude, Entspannung, die Kunst das Leben zu genießen, überhaupt Spaß am Leben zu haben, Verspieltheit und Glück sind weitere Aspekte, die dem Westen zugeordnet werden. Wenn wir die Klischees zur Gay Community betrachten (immer nur Spaß und Fun), dann ist der Westen die Richtung für Schwule schlechthin und sollte immer entsprechend im Wohnungsdesign beachtet werden.

Der Thron von Karl dem Großen steht auch heute noch, viele Jahrhunderte nach seiner Nutzung, im Westen der Kathedrale von Aachen. Und da steht er aus der Sicht des Feng Shui sehr gut. Denn die Qualitäten des Westens (Vollendung und Reife)

Potenziere dein Glück

passen gut zu einem großen Herrscher. Aber auch das gehört zum Leben: die Freude am Dasein, die Freude am Erfolg. Denn was hat man davon, wenn man alles hat und dies nicht zu genießen weiß? Und so ist am Thron an einer Seitenlehne ein Mühlespiel angebracht, um den Herrscher sozusagen immer an die Leichtigkeit des Seins zu erinnern und daran, auch Spaß und Spiel ins Dasein zu bringen und nicht nur immer den Ernst des Lebens, Karriere, Macht und Erfolg vor Augen zu haben. Wir sehen so am Beispiel des Thrones im Aachener Dom, dass die Qualitäten, die der westlichen Himmelsrichtung im Feng Shui zugeordnet werden, auch bei uns früher eine Rolle gespielt haben.

Was bedeutet das nun für dich? Wenn, was ja vorkommen soll, deine Liebesbeziehung eingeschlafen ist, eure Freundschaft nur noch so dahindümpelt, dann solltest du versuchen die spielerischen Energien des Westens zu wecken, um eurer Beziehung auf die Beine zu helfen. Dies geschieht am besten durch das Element Metall. Runde Kugeln, Münzen, die Farben Gold, Silber und Weiß werden im Feng Shui vor allem dem Metallelement zugeordnet und helfen, den Westen zu stärken. Goldene Gegenstände hier sollen den Wohlstand enorm steigern.

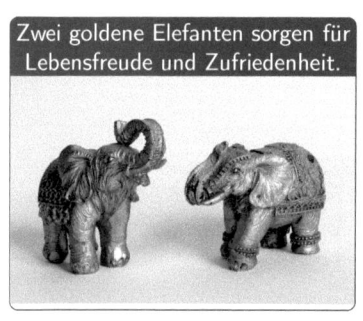

Zwei goldene Elefanten sorgen für Lebensfreude und Zufriedenheit.

Da Rot die Farbe des Sonnenuntergangs ist helfen Pflanzen mit roten Blüten auch besonders gut die Romantik in deiner Beziehung zu stärken und die Verspieltheit und Freude zu bewahren, die für jede ernste Partnerschaft wichtig ist. Wenn in deinem Beziehungsleben sozusagen „tote Hose" herrscht, dann kannst du auch echtes Spielzeug, vor allem Sexspielzeug, in den Westen geben. Alles Fröhliche, alles Verspielte stärkt den Westen. Auch farbenfrohe Windräder oder Mobile sind zu empfehlen. Auch eigene Kreationen, Bilder spielender Kinder oder Katzenbabys, Telephon und Fax, technische Geräte, aber auch und vor allem Bilder von Seelenlandschaften passen gut in diesen Sektor. Wenn du künstlerisch tätig bist, dann stärkt ein Atelier hier deine Kreativität besonders.

Als Tiersymbol eignet sich im Westen vor allem für Ladys die Fledermaus. Als ein recht quirliges Tier der Dämmerung und der Nachtstunden schützt sie die Obstbaumbestände vor Schädlingen. Kein Wunder dass im Feng Shui die Fledermaus ein Glückstier ist, das Fülle, Wohlstand und langes Leben bringt. Chinesische Porzellanschalen haben deshalb oft als Motiv Fledermäuse. Als ideal gelten rote Fledermäuse und am allerbesten sind fünf Stück. Denn die Zahl Fünf repräsentiert die Fünf Segnungen des Himmels. Dies sind: langes Leben, Reichtum, Gesundheit, Tugend und ein natürlicher Tod. Klar dass aus diesem Boten des Himmels bei uns irgendwann ein Hexentier wurde, genauso verdammenswert wie jeder der sich am Leben freut. Da die Fledermaus also ein klassisches Hexentier ist, eignet sie sich natürlich ganz besonders als Schutz vor den Gefahren der Dunkelheit.

By the way, die Feng Shui-Maßnahme des Mühlespiels eingeritzt am Thron Karls des Großen war erfolgreich. Sie hat ihm Spaß und Freude gebracht. Sein Leben jedenfalls war turbulent. Jungs und Mädchen soll er verführt haben. Sein Liebesleben war recht munter und abwechslungsreich. Die Chronisten und auch die Geistlichkeit nahmen es ihm nicht mal übel. Die Legende berichtet, dass er nach dem Tod im Fegefeuer gesehen wurde, nach ein paar Messen und Gebeten konnte er dann aus selbigem befreit werden und ins Paradies eingehen. Spaß ins Leben zu bringen kann sich also durchaus auch im christlichen Pantheon auszahlen. Ich denke weniger die Gebete frommer Leute haben Karl den Großen aus dem Fegefeuer befreit, vielmehr hat ihn seine positive Lebenseinstellung davor bewahrt im Reich der Schatten Trübsal zu blasen. Feng Shui sei Dank!

Potenziere dein Glück

Element: Metall
Farbe: Weiß, Gold, Silber, Bronze
Tageszeit: Abend
Jahreszeit: Herbst
Fest: Herbst-Tag- und Nachtgleiche
Vegetationsperiode: Zeit der Ernte
Symbole: Metallgegenstände, alles Spielerische,
Seelenbilder, eigene Schöpfungen
Lebensthemen: Romantik, Zufriedenheit, Vergnügen,
Spiel, Genuss, Einkommen, Mode, Fun
Gefahren: Zu hohe Ausgaben, Vergnügungssucht

2.6 Nordwesten

Dort wo die echten Kerle wohnen.

Die Sonne geht im Sommer im Nordwesten unter. Dies ist die Zeit, in der die Kräfte der Vollendung, der Reife und der Fülle den Kosmos durchziehen. Mit Leuchtfeuern begleiteten unsere Vorfahren dieses Ereignis zur Sommersonnenwende. Es war die Zeit, in der der Drache der Sage nach entlang der heiligen Linien über das Land flog, um es mit seiner Kraft zu erfüllen. Im Feng Shui wird der Nordwesten daher den Kräften des Himmels zugeordnet. Die Pforte des Himmels öffnet sich hier.

Im antiken Mykene in Griechenland befand sich der Eingang zur Burg sicherlich nicht zufällig im Nordwesten. An den Mauerresten kann man dies noch immer nachvollziehen. Auch bei allen Städten der frühen Induskultur, deren Erbe der allerersten Zivilisation mehr als deutlich an Hand der Fundgegenstände zu Tage tritt, befand sich der Hauptzugang zur Stadt im Nordwesten, zusammen mit einem Berg, einer künstlich aufgeschütteten Erhebung, dem vermutlichen Königssitz. Durch diese Erhöhung kann aus der Sicht der Geomantie die Drachenenergie verstärkt einfließen.

Symbolisch steht der Nordwesten im Feng Shui für Hilfe von Oben, für einflussreiche Freunde, gute Beziehung zu den Chefs,

Behörden, Autoräten und natürlich zu den Kräften der Anderswelt, für Selbstkontrolle, Selbstsicherheit, Weisheit, Führerschaft, Organisation und Intuition. Der Nordwesten ist die Himmelsrichtung des erfolgreichen Kerls. Hier sollte, wenn möglich, dein Büro oder Schlafzimmer liegen. Besonders für Männer ab 46 Jahren gilt der Nordwesten als besonders geeignet, um eine stabile berufliche Position zu erreichen.

Wem es an Autorität fehlt, wer nicht organisieren kann, unfähig ist klar zu denken, wer planlos und träge durchs Leben geht, sich sorgen macht, gar erkältungsanfällig ist, oder unter Übergewicht leidet, der sollte sich den Nordwesten seiner Wohnung genauer ansehen und diesen stärken. Dies gelingt am besten mit der Energie des Metalls, denn im Nordwesten herrscht das Element Metall. Eine schöne tickende Wanduhr, dessen Metallräderwerk oder Pendel zu sehen ist, Gegenstände aus Metall, vor allem runde, und die Farben Gold, Silber und Weiß stärken diesen Sektor. Wer sich mehr glückliche Fügungen in seinem Leben wünscht kann den Nordwesten auch mit einer Drachenfigur stärken. Eine gute Alternative zum Drachen sind Elefant, weißes Pferd oder Löwe. Diese drei Yang-Tiere gelten im Feng Shui als ebenso mächtig wie der Drache.

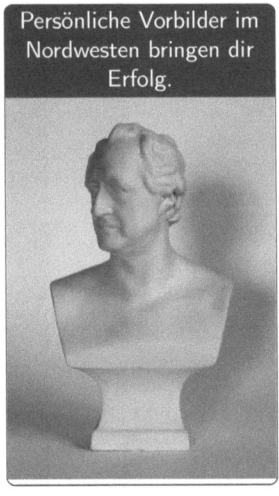

Persönliche Vorbilder im Nordwesten bringen dir Erfolg.

Das Weiße Pferd ist übrigens auch ein heiliges Tier der Indogermanen. Sein Kult war besonders in Britannien verbreitet und so braucht man sich nicht wundern, dass Pferdefiguren allenthalben auch heute noch als Wohnaccessoire vor allem auf Schreibtischen in englischen und amerikanischen Fernsehserien und Filmen zu finden sind. Diese Figuren erzeugen nach der Ansicht der Chinesen ein gutes Feng Shui, das für Macht und Anerkennung sorgt. Ganz falsch kann diese Theorie wohl nicht sein, schließlich hatten die Briten ein riesiges Weltreich, bis sie von den Amerikanern als führende Macht beerbt wurden. Ich denke da war so mancher Schreibtisch richtig gestaltet.

Die Bewertung des Nordwestens im Feng Shui als der männlichen Richtung schlechthin ist in gewisser Weise rein patriarchal und etwas einseitig. Im Vastu, dem indischen Feng Shui, wird der Nordwesten hingegen nicht zu Unrecht den Kräften des Mondes und damit der Artemis, der Mondgöttin zugeordnet. Der Einsatz der Metallenergie im Feng Shui deutet auf dieselbe alte, ursprüngliche Zuordnung hin, denn Metall gilt auch im Feng Shui als Element des Mondes. Die chinesischen Tierkreiszeichen des Nordwestens sind dazu recht passend Hund und Eber, die heiligen Tiere der Mondgöttin. Mit den Hunden geht Artemis auf die Jagd und es ist der Eber als Symbol des alten Jahres, den sie im Mythos tötet. Bei den Germanen war es Brauch, zur Wintersonnenwende einen Eber zu verspeisen (übrigens ebenso im alten Ägypten). Dies ist eine uralte Tradition, die auch heute noch vielerorts in Bayern gepflegt wird. Wer will kann daher auch eine Statue der jungfräulichen Artemis im Nordwesten aufstellen oder das Bild eines Hundes. Hunde sind heilige Tiere der Urkultur. Wo immer man ein Foto von ihnen aufhängt, oder eine Statue aufstellt, stärken sie den entsprechenden Sektor positiv.

Allgemein sind Hunde auch die Wächter am Eingang zur Unterwelt. Sie achten darauf dass niemand der dazu noch nicht berufen ist die Pforten zum Hades durchschreitet. Wer lustlos und träge ist, unter Depressionen leidet, blass, schlapp und energielos wirkt, kurz: dem Leben selbst und der Freude am Leben zeitweise weniger abgewinnen kann und mit einem Bein mehr im Jenseits als im Diesseits steht, der sollte den Nordwesten seiner Wohnung mit dem Bild von fröhlich tollenden Hunden oder den Porträts einzelner Hunde, am besten mit dem eines Wachhundes stärken. Hunde fordern dazu auf, sich dem Leben zu stellen, ganz im Hier und Jetzt zu ankern und mit den Beinen auf der Erde zu bleiben. Freilich tut sich ein Hund mit seinen vier Beinen dabei leichter als ein menschlicher Zweibeiner. Doch dies ist nur ein Grund mehr sich die Kräfte des Hundes als Wächter der Schwelle wenigstens symbolisch ins Haus zu hohlen, um

damit einem vorzeitigen Abbau der Lebenskräfte vorzubeugen.
„Bleib hier, bei mir" bellt uns der fröhliche Geselle zu. Hunde schützen vor dem Tode, nicht nur dem physischen sondern auch - fast ist dies noch wichtiger - dem der Seele. Das heilige Tier des Asklepios, des Gottes der Heilkunst, war bei den alten Griechen, wie könnte es anders sein, der Hund! Er bewacht den Heilschlaf des Menschen im heiligen Tempelbezirk. Er beschützt die Menschen bei ihrer Nachtfahrt, damit sie heiter und gestärkt ins Reich der Lebenden zurückkehren. So mancher der unter Alpträumen litt soll sich nach Überzeugung des Feng Shui mit dem Bild eines wachenden Hundes als Schutzsymbol im Schlafzimmer kuriert haben. Auch gegen böse Geister und andere missliebige Geschöpfe aus dem Reich der Schatten bietet er einen guten Schutz.

Es muss aber nicht unbedingt ein Hund sein. Gut sind auch Bilder vom Himmel, Glocken und Klangschalen aus Metall, goldene und vergoldete Objekte, aber auch Gegenstände aus Stahl, Eisen, Kupfer oder Bronze, um dem Nordwesten die notwendigen Energien zu geben damit er positiv auf uns einwirken kann.

Aber bitte lass dabei Vorsicht walten. Ein zu starker Nordwesten kann zu Arroganz und Selbstgerechtigkeit führen. Sollten diese Tendenzen bei dir auftreten kann dies aus der Sicht des Feng Shui an einer Erweiterung oder einem Eingang im Nordwesten liegen. In einem solchen Fall empfiehlt es sich verstärkt das Wasserelement zum Beispiel in Form von blauen Gegenständen einzusetzen. Im Zyklus der Elemente schwächt Wasser das Metall und hilft in einem solchen Fall das Gleichgewicht zu erhalten.

ZUSAMMENFASSUNG NORDWESTEN

Element: Metall
Farbe: Weiß, Gold, Silber, Bronze
Tageszeit: 21 Uhr
Jahreszeit: Herbst
Fest: Allerheiligen, Tag der Frau Holle
Vegetationsperiode: Der Same fällt in die Erde
Symbole: Metallgegenstände, Planeten, Sterne, Himmelsbilder, Freundeskreis, Mentoren, Weltkarte
Lebensthemen: Hilfreiche Freunde, Förderer, Weisheit, Organisation, Führerschaft, Reife
Gefahren: Autoritäres, arrogantes Verhalten

2.7 Norden

Pans Phallus und warum der Norden für Sex mit Diplom sorgt.

Der Norden ist der Punkt der zeugenden Kraft. Nach dem Mythos befruchtet der kalte Nordwind, der im Frühjahr weht, alles Leben. Zeugung, die Kraft des Phallus ist daher ein Aspekt, der mit dem Norden verbunden wird. Ein Schlafzimmer im Norden der Wohnung soll daher für das Sexualleben recht förderlich sein. Wer einen Sexshop aufmachen will sollte versuchen, ein Geschäft mit einem zentralen Eingang im Norden zu finden. Dies gilt im Feng Shui als beste Wahl.

Ich persönlich kenne eine schöne große Spa-Anlage. Eigentlich ein für Familien konzipiertes Freibad mit Eingang im Norden. Der Betrieb bekam öfter in der Vergangenheit kostenlose Reklame wegen der nach Geschlechtern getrennten Saunaanlage und dem damit verbundenen fröhlichen Treiben in der Herrensauna. Aus der Sicht des Feng Shui ist dies kein Zufall. Und natürlich hat auch das Anwesen des Plaboy-Herausgebers Hugh Hefner, das er mit den vielen Models bewohnt, eine Zufahrt, die im zentralen Norden endet.

Schlafzimmer im Norden fördern nicht nur die Potenz des

Mannes sondern auch die Fruchtbarkeit der Frau. Neben dem Mann mit dem erigierten Penis wird der Norden daher auch der gebärenden Frau zugeordnet. Ihr Symbol ist der Berg mit der Höhle, in der sie neues Leben und die Sonne des neuen Jahres zur Welt bringt. Symbolisch verbunden sind in der sakralen Architektur beide Aspekte durch einen Hügel, auf dem ein Turm, ein Baum oder einfach nur ein Menhir steht. So wurde zum Beispiel für den Bau des Kaiserpalastes in Peking im Norden der Anlage ein Hügel künstlich aufgeschüttet, auf dessen Spitze ein Turm thront.

Auch die Akropolis in Athen hat ihre Geburtshöhle im Norden und jeder keltische Grabhügel besaß früher eine Stehle, einen hölzernen Pfahl oder steinernen Menhir auf seinem Gipfel, als Symbol der Zeugungskraft und Wiedergeburt. In Englands großem kultischen Areal aus der Bronzezeit steht der Hügel von Avebury sicherlich nicht zufällig genau im Norden von der Sonnenmessstation Stonehenge. Dies alles sind Konzepte und Vorstellungen der Urreligion, die einst weltweit verbreitet war. Auch in Ägypten war Isis die Göttin des Nordens, die Wasserspenderin, die auf einem Berg thronte.

Einen Mythos passend zum Thema möchte ich hier gleich noch erwähnen: den des Pan. Demeter wollte vor Trauer und Schmerz über den Verlust der Tochter Persephone nicht mehr aus ihrer Höhle kommen. Die Welt schien in ewigem Winter zu erstarren. Da besuchte sie Pan in ihrer Höhle und konnte sie dazu überreden wieder an die Oberfläche zurückzukehren. Da Demeter die Erd- und Getreidegöttin ist wächst und gedeiht alles unter ihrer Obhut. Nur wenn sie im Frühjahr wieder auf Erden wandelt ist dies möglich. Das Sternbild des Pan - der Steinbock - befindet sich daher im Kalender gleich nach der Wintersonnenwende im Januar. Pan befruchtet Demeter, und so kann ein neues Jahr voller Leben beginnen. Alle, die jetzt vom Verhalten Pans arg enttäuscht sind, weil er es mit Frauen treibt, kann ich trösten: auch schöne Jungs haben es ihm angetan, doch die findet man meist nicht in Höhlen... Wenn du jung bist und zur Mittagszeit in Parks spazieren gehst solltest du vorsichtig sein: Mittag ist die Zeit, in der Pan in der Natur spukt und Jungs verführt.

Bei den Chinesen übernimmt ein anderes zweihörniges Tier die Aufgabe, die Natur oder wen auch immer zu befruchten. Es ist der Büffel, das Sternbild, der das Jahr einleitet. Wer will kann daher das Bild oder die Statue eines Büffels oder Steinbocks in den Norden bringen. Auch das dürfte Karriere und Sexualtiät fördern. Goethe hatte in seinem Stadthaus am Frauenplan das Bild eines Ziegenbocks in seinem Nordzimmer. Ein Brunnen plätscherte mit seinem Wasser im Norden vor seinem Haus. Sein Wohnhaus war überhaupt mit einer sehr großen Fensterfläche nach Norden ausgerichtet. Dies alles aktiviert die Energien des Nordens besonders gut. Und Sex war ja irgendwie das bestimmende Thema in Goethes aufklärerischem Wirken. Sein Roman *Die Wahlverwandschaften* löste (mal wieder) einen Skandal aus. Im *Faust II* ist Goethes Teufel eindeutig homoerotisch orientiert. Besonders heikle homoerotische Stellen in den *Venezianischen Epigrammen* soll Goethe auf Bitten seines Freundes und Gönners Carl August von Sachsen-Weimar dann aber doch nicht veröffentlicht haben. Dass es bei Goethe recht heftig zugeht, dass er wusste was ein richtiger Hexensabbat bedeutet, kann ein jeder im Faust nachlesen. Und was Goethe zu Lebzeiten nicht veröffentlichte, aus Rücksicht auf den Herzog und andere, kann heute ein jeder in einer guten Goethe-Gesamtausgabe spätestens unter den Fragmenten nachlesen. Dass Goethe für schöne Jungs schwärmte und nächtelang mit seinem zehn Jahre jüngeren Freund Arm in Arm lag kann man bei Eckermann nachlesen. Erwähnt sei noch, dass sich die Höhle des Pans auf der Akropolis in Athen natürlich im Nordsektor befindet. Also dort, wo sie mythologisch betrachtet hingehört.

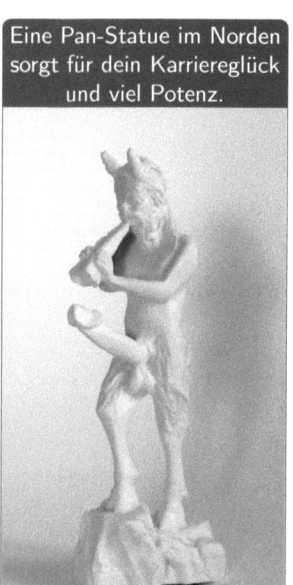

Eine Pan-Statue im Norden sorgt für dein Karriereglück und viel Potenz.

Gay Shui

Zufall ist das natürlich keiner.

Das historische Beispiel Goethes aber auch die Villa des Plaboy-Herausgebers zeigen, dass wir die Konzeptionen und Thesen des Feng Shui durchaus ernst nehmen dürfen. Irgendwie ist da was dran.

Der Norden beinhaltet die Kraft des Winters, des Schlafes, aber er steht auch an einer Schwelle zu einem Neuanfang. Neues Leben beginnt im Untergrund zu keimen. Deshalb gilt der Norden neben seinen sexuellen Vorzügen als besonders wichtig für einen Neustart im Leben und damit für die Karriere.

Speziell aus den im Norden liegenden Bergen kommen die lebenspendenden Wasser. Das Wasserelement wird daher in erster Linie dem Nordsektor zugeordnet. Und wer seine Karriere oder auch nur sein Sexleben fördern will tut dies am besten mit einem Arrangement des Wassers zum Beispiel in Form eines Zimmerspringbrunnens im Norden des Wohnzimmers oder Büros, nicht aber des Schlafzimmers! Plätschernde Geräusche im Schlafzimmer stören den Schlaf und sind daher eher kontraproduktiv. Du kannst auch die Nordwand blau bemalen oder Gemälde mit Wassermotiven wie Wasserfälle, Flüsse aber auch Straßen in den Norden geben. Viele Feng Shui-Experten halten auch das Aufstellen von Fischsymbolen für besonders wirksam, oder direkt ein Aquarium mit 10 Fischen. Wie auch immer, bedenke, wenn du den Norden aktivierst, kann das mit viel mehr Stress und einer stärkeren Arbeitsbelastung verbunden sein. Finanzielle Vorteile sind dabei ein eher untergeordnetes Thema, werden aber auch nicht ausgeschlossen. Wer sein Schlafzimmer in den Norden verlegt unterstützt damit ein beständiges Sexualleben und Zufriedenheit in der Beziehung. Titel und Auszeichnungen die du erhalten hast (Diplome etc.) passen besonders gut in den Norden und unterstützen deinen beruflichen Erfolg

Insgesamt steht der Norden für Sexualität, Unabhängigkeit, Gesundheit und Vitalität aber auch für Ruhe, Liebe und inneres Wachstum. Ein fehlgestalteter Norden kann aber auch zu Isolation, Unsicherheit, Antriebsschwäche und Einsamkeit führen.

Ein Fehlbereich oder sehr viele Fensterflächen im Norden der Wohnung können dieses Malheur auslösen. Manchmal reicht es aber auch nur diesen Sektor zu belegen um die entsprechenden Effekte zu erzeugen.

Dazu ein Beispiel: Ludwig der II., König von Bayern, war die meiste Zeit seines Lebens auf Schloss Linderhof. Das Schlafzimmer dort befindet sich im Norden. Dies hat ihm sicherlich geholfen, den Mut zu finden, um seine sexuelle Veranlagung auszuleben, hat ihn aber letztlich auch in seinem Hang zu Vereinsamung und Isolation unterstützt. Jede Himmelsrichtung hat seine zwei Seiten, von daher sollte man immer gut überlegen und abwägen was man am Ende wirklich erreichen will. Im Norden von Schloß Linderhof schießt auch noch ein großer Wasserfall auf das Gebäude zu. Im Fall des sensiblen Königs war dies wohl zu viel des Guten, und der Norden wurde dadurch überaktiviert.

Wer einen Fehlbereich im Norden hat sollte die angrenzenden Wände im Zweifelsfall Blau streichen, um damit sein Sexualleben zu stärken. Bei einer Erweiterung oder zu vielen Fenstern im Norden empfiehlt es sich je nach Schwere des Falls Zimmerpflanzen oder die Farbe Grün einzubringen, um die überwältigenden Aspekte des Nordens zu korrigieren. Allerdings hätte uns diese Maßnahme im Falle Goethes doch glatt um einige Epigramme gebracht... Also immer abwägen und in sich gehen, erforschen was man wirklich will. Feng Shui ist - richtig eingesetzt - ein wertvolles Mittel um das zu erreichen, was man möchte. Umsicht ist dabei unbedingt notwendig.

Wer als Mann den Norden stärken will kann natürlich ein Phallussymbol hierher stellen als da sind: Obelisk, Fischsymbol, Pilz. Als Schutz geht aber auch das Bild oder die Statue eines stacheligen Igels (Stacheln stehen für Sonnenstrahlen und damit für einen Phallus bzw. mehrere Phalluse). Vorzugsweise für Frauen, aber nicht nur, weckt die Kräfte des Nordens auch eine Kröte, am besten die Feng Shui-Kröte, bei der nur drei Beine sichtbar sind. Denn die Drei ist eine alte Glückszahl. Die Kröte ist ein altes heiliges Tier und eine Inkarnation der

Erdgöttin, deren Gegenwart uns ihre Gunst schenkt. Sie bringt Freude und Reichtum. Ein Bekannter von mir - selbstständig und Architekt - schwört auf seine Kröte. Immer wenn er einen neuen Auftrag braucht streichelt er sie. Bisher hat diese Methode angeblich noch nie versagt. Seine Kröte hat ihm bisher jedesmal einen Auftrag eingebracht. Ein anderes heiliges Tier das ebenfalls gut zum Nordsektor passt ist die Schildkröte. Neben Reichtum steht sie für Schutz und da sie uralt werden kann für langes Leben.

Im Vastu wird der Norden dem Gott des Reichtums, Kubera zugeordnet. Er ist ein Zwerg und ebenfalls dreibeinig. Und Zwerge mit ihrer roten Zipfelmütze stehen natürlich für den Phallus. In alter Zeit hat man den Penis als eigenständiges Lebewesen betrachtet und als Gottheit angebetet. Eine meiner Meinung nach verständliche Handlungsweise. Als Ersatz für Kubera kann natürlich auch jeder Gartenzwerg im Norden dienen. Auch grotesker Kitsch hat manchmal seine besonderen Reize. Ein weiterer Gott des Nordens ist im Vastu Merkur, der Gott des Handels und damit der Handlung. Sein Symbol ist der Caduccus, der Ständer mit den zwei Schlangen, also zwei Phallussen. Auch die Verdoppelung zweier Gegenstände verdoppelt dein Glück. Zwei Obelisken oder ähnliches sind daher sehr zu empfehlen. Mit einer Phallusstehle bringst du die Kraft des Merkur in den Norden des Wohnraumes und damit auch Erfolg ins Berufsleben.

Neben Kröte, Fisch und Schildkröte ist ein weiteres heiliges Tier das besonders gut den Norden aktivieren kann die Katze. Sie steht paradoxerweise, obwohl sie meist ausgeprägt wasserscheu ist, für die Kräfte des Regens und damit des Wohlstandes und der Fruchtbarkeit. Der magische Blick einer Katze kann im Feng Shui den mächtigen Wasserdrachen aktivieren und damit für Reichtum sorgen. Wenn es viel regnete und gar nicht aufhören wollte meinte man bei uns früher es regnet Katzen. Dem Mythos nach fährt Freja, die germanische Venus in einem Wagen gezogen von Katzen über dem Himmel um uns Regen zu spenden. In den schlitzförmigen Augen einer Katze lauern die Kräfte des Blitzes und damit des Drachens und er Fruchtbarkeit der Erde. Denn ohne die Blitze als Energie vom Himmel kann es, so die Überzeugung unserer Vorfahren, kein erfolgreiches Wachstum geben. Katzen sind im Feng Shui und auch der Religion der Megalithzeit ausgesprochene Glücksbringer, die für Gesundheit und Reichtum sorgen.

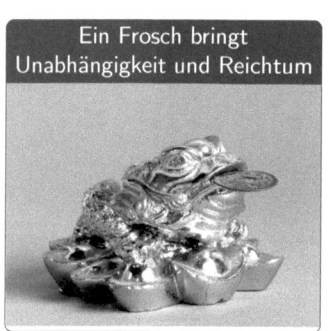

Ein Frosch bringt
Unabhängigkeit und Reichtum

Müßig zu erwähnen dass auch der Blitz ein Phallussymbol ist. Er gehört im Mythos Thor, Jupiter oder auch Luzifer, dem Lichtbringer, womit wir wieder bei Pan, dem Ziegenbock wären. Und als ziegenköpfiger Gott wird ja der Teufel im Christentum am liebsten gewürdigt. Diese Blitze Luzifers haben vor der Erfindung des Blitzableiters rechtgläubigen Christen viel Verdruss bereitet. Viele Kirchtürme wurden Jahr für Jahr in Brand gesetzt und Glöckner vom Blitz erschlagen, trotz aller Bittgebete. Manchem Häretiker zeigte dies, dass der christliche Gott sehr schwach sei und wohl doch nicht so allmächtig wie seine Anhänger gerne glaubten. Schade eigentlich, dass dann der Gottesleugner Benjamin Franklin den Blitzableiter erfunden hat... Aber der Fortschritt lässt sich halt nicht aufhalten. Die Liebhaber und Beobachter der „sündigen" und „gottlosen" Natur haben als Nachfahren der Okkultisten und Magier den Weg in eine bessere Welt gewiesen. Die Natur ist eben doch göttlich und deswegen schadet es auch nicht seine Geschöpfe als Ausdruck des Numinosen hochzuschätzen. In diesem Sinne kann ich nur jedem empfehlen „gottlos" zu sein und ein Stück Natur in seinen Wohnraum zu lassen, und sei es auch nur in Gestalt der Statue einer Katze. Dies gibt gutes Feng Shui.

Gay Shui

ZUSAMMENFASSUNG NORDEN

Element: Wasser
Farbe: Blau, Schwarz
Tageszeit: Mitternacht
Jahreszeit: Winter
Fest: Weihnachten
Vegetationsperiode: Der Same ruht in der Erde
Symbole: Aquarium, Wasserfall, Straßenbilder, Merkur, Phallus, Schildkröte, Gartenzwerg
Lebensthemen: Karriere, Unabhängigkeit, Sexualität, Spiritualität, Frieden, Gesundheit
Gefahren: Isolation, Trägheit

2.8 Nordosten

Der Nordosten erhöht deine Leistungskraft.

Die Sonne geht im Sommer im Nordosten auf. Sie ist dann am Höhepunkt ihrer Kraft. Deshalb wird diese Himmelsrichtung im indischen Vastu gern dem höchsten Gott, dem Vater der Götter, Jupiter zugeordnet. Er ist weder so alt wie Saturn noch so jung wie Apoll. Er steht als Symbol der Männlichkeit in der Mitte des Lebens, voller Elan, Schwung, Kraft und Stärke. Ein richtiges Alpha-Männchen eben. Das chinesische Feng Shui betont mehr den Anfangscharakter des Nordostens. Der Winter residiert im Norden, und so steht der Nordosten im Jahreshoroskop für die Monate Januar und Februar, wenn je nach Höhenlage langsam und zaghaft das Eis bricht, in manchen Gegenden gar schon die Schneeglöckchen zu blühen beginnen und langsam Stück für Stück die ersten Boten des Frühlings ihr Haupt erheben. Für das Feng Shui ist dies die Zeit des jungen, erwachenden Jahres, und da der Osten insgesamt mit den mehr männlich verstandenen Energien der Sonne in Zusammenhang gebracht wird, ist der Nordosten mehr der Ort des jungen Mannes und eigentlich der beste Platz für den jüngsten Sohn einer Familie. In einem Punkt sind sich Feng Shui und Vastu dann doch einig: der Nordosten steht für Wissen und Bildungsglück. Ein guter Schulabschluss, eine erfolgreiche Ausbildung, akademische Würden; dies alles sind Aspekte und Wünsche die mit dem Nordosten in Zusammenhang gebracht werden. Da das Element des Nordostens die Erde ist, gilt es als besonders hilfreich, im Nordosten seines Studierzimmers oder besser noch Schreibtisches eine schöne, durchsichtige Kristallkugel zu platzieren. Dies gilt als enorm hilfreich um einen guten Abschluss zu erreichen. Auch eine Bibliothek passt hervorragend in diesen Sektor und hilft besonders die eigene geistige Entwicklung zu fördern.

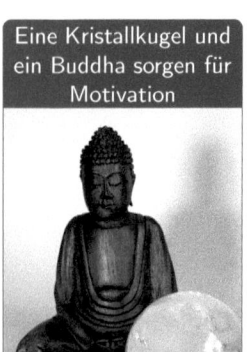

Eine Kristallkugel und ein Buddha sorgen für Motivation

Im Vastu und auch dem Kaso, seinem japanischen Pendant, gilt eine Störung wie eine Toilette oder ein Fehlbereich im Nordosten als größter anzunehmender Unfall. Eine Toilette, ein Fehlbereich hier, oder auch eine Blockade der Energien durch einen Berg wird für alle möglichen Krankheiten aber auch Einkommensverluste verantwortlich gemacht. Das Feng Shui sieht das Ganze etwas gelassener und sieht hier vor allem die Gefahr geistiger Stagnation. Wie auch immer. Solltest du eine Toilette im Nordosten haben und von den oben genannten Problemen tangiert werden, dann mach dir deswegen trotzdem keinen Kopf. Entstöre die Toilette einfach. Dies geht sehr gut mit der Energie einer Pflanze. Pflanzen haben starke aufbauende Lebensenergien, die dabei helfen, stagnierende und im Abbau befindliche Energiefelder wieder ins Lot zu bringen Die Lieblingspflanze hierfür ist sowohl bei Indern als auch Chinesen der Geldbaum (Crassula), dessen Habitus neben dem Holzelement auch das Metallelement beinhaltet, was als doppelt günstig gilt. Sollte deine Toilette keine Fenster besitzen, dann bring bitte ein kleines Feng Shui-Klangspiel mit fünf hohlen Röhren zum Einsatz. Dies hilft für gewöhnlich wirklich sehr gut.

Das Feng Shui erwartet weiter vor allem Probleme mit der Ausbildung, wenn du noch jung bist und die Toilette im Nordosten liegt. Wenn du also als Student oder Schüler unter Konzen-

Gay Shui

trationsmangel leidest, dann kannst du eine Toilette in diesem Sektor für dein Dilemma verantwortlich machen. Aber nur solange du nicht entstört hast. Die Farbe Gelb, die dem Nordostsektor zugeordnet wird, steigert die Konzentrationskraft, darin sind sich westliche Farbenpsychologie und Feng Shui einig. So mancher, der eine Schreibblockade hatte, konnte sie durch den Einsatz gelbfarbigen Papiers, wie man sie in den USA als Schreibblock erhalten kann, überwinden. Wenn du dich also schlecht konzentrieren kannst, deine schulischen Ergebnisse zu wünschen übrig lassen, dann stelle deinen Schreibtisch, wenn möglich, Richtung Nordosten, streiche die Wand dort gelb oder gib wenigstens eine gelb gefärbte Leinwand sozusagen als monochromatisches, modernes Gemälde in diesen Bereich. Auch jeder gelbe Gegenstand ist natürlich förderlich. Probier es einfach mal aus.

Zwar hängt nicht alles am Feng Shui, doch manchmal bietet es doch recht glückhafte Lösungen, die einen im Leben entscheidend weiterbringen. Nicht nur gute Zensuren, auch ein klarer Kopf, die Fähigkeit sich im Wettbewerb zu behaupten, mehr Kompetenz und Kampfgeist und das Erreichen eines Zieles, sind Themen, die mit der Kraft des Nordostens im Zusammenhang stehen. Sollte es dir an irgendeiner der gewünschten Eigenschaften mangeln, dann aktiviere für dich die Kraft des Nordostens. Bücher, Steine, Keramik, ein Schachspiel, Kristalle aber auch spirituelle Bilder (Buddhas) gelten als beste Mittel dafür.

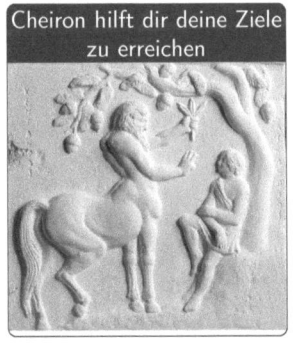
Cheiron hilft dir deine Ziele zu erreichen

Wer sein Büro oder sein Schlafzimmer in den Nordosten verlegt setzt sich damit einer starken Energie aus, die zwar die Karriere fördert, öfter aber auch zu einem Übermaß an Arbeit führen kann. Ein Büro im Nordosten ist die typische Konstellation eines Workaholics. Das habe ich schon mehrmals erlebt. Natürlich ist es gut und wichtig, Erfolg im Leben zu haben. Der Nordosten eignet sich wie keine andere Richtung dafür, dieses

Ziel zu erreichen, aber man sollte nicht die zwischenmenschlichen Aspekte aus dem Auge verlieren und sich die dafür notwendige Zeit nehmen. Wenn die Familie oder der Partner zu kurz kommen, dann solltest du über eine behutsame Schwächung dieses Sektors nachdenken. Zumindest aber sollte dieser Bereich nicht noch gestärkt werden.

Mythologisch werden die Kräfte des Anfangs auch noch folgenden Elementen und Göttern zugeordnet. Die Elemente sind: Licht (Feuer, Wärme) und Wasser. Die Gottheiten und Symbole sind für Ladys: Brigitta, die Göttin der Inspiration, Diana und ihre Tochter Egeria und für die Jungs Ganymed, der Götterliebling mit dem Kelch des Lebens, und als Träger der Lichtkräfte der Hirsch mit seinem die solaren Kräfte symbolisierenden Geweih. Brigitta ist eine alte, irische Göttin deren heiliges, immerwährendes Feuer jahrtausendelang in Kildare und auch noch in christlichen Zeiten brannte. Mit ihr verbunden ist das Fest Lichtmess am 2. Februar, bei dem die wärmer und heller werdenen Tage beschworen werden, damit die Starre, die das gesamte Land im Winter überzieht, durchbrochen und das Wasser wieder zum Fließen gebracht wird. Wärme und Wasser, dies sind die Voraussetzungen für produktiven Ackerbau. Ohne Wärme, Licht und Wasser keimt und wächst nichts. Auf vielen Darstellungen wird daher die heilige Birgit, die christliche Erbin der alten Göttin, mit einem Kelch dargestellt. Sie ist auch die Gralsträgerin bzw. die Inhaberin des Kessels der Erneuerung. Ihre Schwester in Italien ist Diana. In ihrem heiligen Hain in Nemi brannte ein nie verlöschendes Feuer im - wie könnte es anders sein - Nordosten des heiligen Bezirks. Ihre Begleiterin ist die Quellnymphe Egeria.

Im Feng Shui stärkt man traditionell den Nordostsektor mit dem Feuerelement in Form von Kerzenlicht oder der Farbe Rot. Das Vastu legt mehr Wert auf die Energien des Wassers, denn in den heißen Gefilden des indischen Subkontinents ist Wasser wichtiger und rarer als die Hitze. In der alles verzehrenden Trockenheit kann nichts gedeihen, Natur und Acker verdorren. Wenn du den Nordostsektor für dich aktivieren willst, solltest du daher auch den Breitengrad berücksichtigen, in dem du wohnst. Im Norden (also auch in Mitteleuropa) braucht man allgemein eher Wärme, im Süden eher Wasser. Das Verständnis und das Wissen der Mythologie kann dir dabei helfen, die beste Entscheidung für deine Lebensumstände zu finden.

Bei den Griechen hat Ganymed, der Liebling des Zeus, die Aufgabe des Wasserspenders geerbt. Wenn du ein Kunstwerk mit Ganymed zufällig dein Eigen nennst, dann bring es in den Nordosten, um diesen Sektor zu stärken. Der christliche Erbe des Ganymed ist übrigens Johannes, der Lieblingsjünger Jesu, der immer an der Brust seines Herrn lag. Er fängt am Kreuz mit einem Kelch das Blut, den Lebenssaft des Lichtgottes, der unbesiegbaren Sonne, wie Jesus Christus auch von den Kirchenvätern in Anlehnung an heidnische Kulte genannt wurde. Mit dem kostbaren Blut im Kelche wird Johannes zum Gralsträger, genauso wie Ganymed. Das Tier des Johannes ist in der christlichen Kalligraphie übrigens der Adler. Welch ein Zufall, wird doch Ganymed von Zeus in Gestalt eines Adlers in den Himmel entführt. Und so ist es kein Wunder, dass sich die Kunstgelehrten bis auf den heutigen Tag darüber streiten, ob der schwule Renaissancekünstler Michelangelo an die Decke der Sixtinischen Kapelle wirklich Johannes gemalt habe, oder ob der dort abgebildete Jüngling nicht eher Ganymed sei. Haltung und Gestus des Gemäldes lassen eher an einen Raub als an eine Himmelfahrt denken.

Für die Lichtkräfte des Nordostens steht in der Mythologie immer schon der Hirsch, sein Geweih gilt als Träger der göttlichen Lichtkräfte. Er ist darin eine Inkarnation des keltischen Schamanengottes Cerunnos. Wer will kann daher auch sehr gut die Kräfte des Nordostens mit der Statue oder dem Bild eines am besten brünstig röhrenden Hirsches wecken. Natürlich geht auch die Statue des Cerunnos, wie sie heutzutage manchmal in Shops für Neoheiden angeboten wird. Catal Hüjük, eine der ältesten je ausgegrabenen Siedlungen der Menschheit, besaß eine

Vielzahl von kultisch prächtig ausgestalteten Räumen. Wenig konnte davon der Nachwelt erhalten werden. In einem einzigen Raum wurde das Kultbild eines Hirsches gefunden. Es liegt - wie könnte es anders sein - im Nordosten. Manche Vorstellungen und Interpretationen der Kräfte der Natur sind wirklich sehr, sehr alt. Ich kann in diesem Zusammenhang nur auf das Werk C.G. Jungs und seines Begriffs des Archetypen verweisen. Der Hirsch ist, wie so viele heilige Tiere des Feng Shui, ein wirklich sehr alter Archetyp der menschlichen Psyche. Beachte dabei die Schreibtische in englischsprachigen Serien. Nicht selten ist in deren Nähe die Statue eines röhrenden Hirsches zu finden. So steht zum Beispiel ein Hirsch ganz in der Nähe des Schreibtischs von Maxwell Sheffield, dem überaus erfolgreichen Broadway-Produzenten in der Serie *Die Nanny*. Er hilft ihm seine Arbeiten mit Elan und Ausdauer zu erledigen. Außerdem ist ein Hirsch mit seinem sich stets erneuernden Geweih ein Symbol der Unsterblichkeit und verhilft seinem Besitzer zu einem langen Leben.

ZUSAMMENFASSUNG NORDOSTEN

Element:	Erde
Farbe:	Gelb, Ocker, Beige
Tageszeit:	3 Uhr nachts
Jahreszeit:	Vorfrühling
Fest:	Lichtmess
Vegetationsperiode:	der Same nimmt Nährstoffe aus
Symbole:	Bücher, Auszeichnungen, Kristalle, Halbedelsteine, Töpferware, Lehrer, Heilige, Buddha
Lebensthemen:	Wissen, Bildung, Lernen, Ziele, Planung, sich behaupten, Konkurrenzdenken, Motivation
Gefahren:	Kritiksucht, Workaholic, Reizbarkeit

3 Problemlösungen

3.1 Schüchterner Typ sucht Partner

Ich bin recht introvertiert und lebe sehr zurückgezogen, sehne mich aber sehr nach einem Partner fürs Leben. Kann mir das Feng Shui bei der Lösung der Probleme helfen?

Wenn du zu ängstlich, zurückhaltend oder gar zauderlich bist, du dich isoliert und einsam fühlst, dann kann dies an einer Überbetonung der ruhigen, schattenhaften Energien des Nordsektors in deiner Wohnung liegen. Dies ist zum Beispiel dann der Fall, wenn sich im Norden deiner Wohnung die meisten Fensterflächen befinden, der Norden eine Erweiterung hat oder sich hier gar der Eingang befindet. Schwäche die Energien des Nordsektors in deiner Wohnung. Dies geschieht am besten durch die Farben Rot, Gelb, Ocker aber auch Grün. Pflanzen im Nordsektor helfen dabei, das stagnierende Chi besonders gut abzubauen, vor allem wenn sie rot blühen. Meide Wasser im Norden oder Gegenstände aus Metall im Nordsektor. Dies alles würde dein introvertiertes Leben unterstützen.

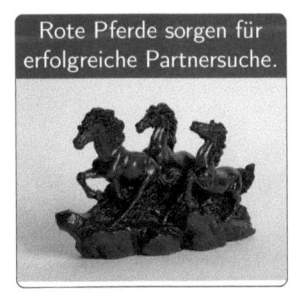

Rote Pferde sorgen für erfolgreiche Partnersuche.

Allgemein ist eine zurückgezogene Lebensweise meist ein Hinweis auf zu viel Yin-Energie in der Wohnung. Leuchtende Farben, vor allem Rot und Purpur, stärken die Yang-Atmosphäre. Bringe in den Süden Kerzenlichter oder rote Lampenschirme, dies macht dich extrovertierter und sorgt für mehr Aktivität. Lege deinen Kopf beim Schlafen in Richtung Süden. Pflanzen mit spitzen Blättern oder gar Stacheln (Kakteen) sorgen für mehr Power im Haus. Doch sollten sie nicht zu nah am Bett oder am Arbeitstisch stehen, dort wirken sie zu aggressiv und können des Guten zu viel sein und dich stressen oder gar streitlustig machen. Wer kontaktfreudig und aufgeschlossener werden will, sollte aber auf jeden Fall auch an die Stärkung der Energien des Südens denken.

3.2 Coming out geplant

> Ich will meinen Eltern reinen Wein einschenken und ihnen meine sexuelle Veranlagung endlich gestehen. Allerdings weiß ich nicht, wie sie auf das Eingeständnis reagieren werden. Was kann ich aus der Sicht des Feng Shui machen, damit das ganze harmonisch und sozusagen in geordneten Bahnen verläuft?

In einem solchen Fall würde ich die erdhaften, beruhigenden Energien des Südwestens in der Wohnung stärken und für mich nutzen. Lade deine Eltern zum Essen ein, dekoriere den Tisch in der Farbe Gelb. Gelb beruhigt und präsentiert das Erdelement. Auch die Farbe Braun kann diesen Zweck erfüllen. Gut sind Gerichte, die ruhige Yin-Energie ausstrahlen. Viel gedünstetes Gemüse und Salate sind daher ein Muss. Alkohol und Süßigkeiten sollten, wenn dies irgendwie möglich ist, bei Tisch weitestgehend gemieden werden. Beides besitzt zuviel Yang und kann daher zu Blutzuckerschwankungen und Aggressionen führen.

Vielleicht ist es aber besser, wenn du deine Eltern in ein Lokal einlädst, das mehr beruhigende Yin-Energie besitzt, also in den Farben Ocker, Beige oder Gelb gestaltet ist, gedämpftes Licht besitzt oder gar einen Teppichboden hat. Laute, helle Lokale mit Steinboden sind unbedingt zu meiden! Ebenso Restaurants in den Farben Rot oder Grün. Grün kann Zorn und Streit fördern. Diese Energien solltest du in diesem Fall lieber nicht wecken.

Zwei Himmelsrichtungen sorgen für ein tolerantes, umgängliches Wesen und Familienharmonie: der Südwesten und der Westen. Wenn du willst kannst du also auch verspielte Objekte (zum Beispiel ein Windrad oder Ähnliches) in den Westen deiner Wohnung geben. Doch wichtig ist es vor allem den Südwesten zu stärken. Und wenn einer deiner Elternteile zum Jähzorn neigt und du beide zum Essen zu dir in die Wohnung einlädst, dann schwäche den Ostsektor am besten vorbeugend, indem du weiße Gegenstände oder Gegenstände aus Metall in den Osten gibst. Das soll aus der Sicht des Feng Shui Aggressionen und Streitpotential schwächen.

Ich wünsche dir viel Glück bei deinem Vorhaben.

3.3 Langweiliges Sexleben

> Unser Sexleben ist durch unsere langjährige Beziehung recht eintönig geworden. Wie kann ich da wieder mehr Pepp reinbringen?

Stärke die Energien des Südens, die für mehr Feuer und damit mehr Leidenschaft sorgen. Dies geschieht zum Beispiel durch einen großen Spiegel im Süden der Wohnung, am besten mit vielen roten Kerzen davor. Große Leidenschaft verschaffen auch purpurfarbene Gegenstände, vor allem Kissen und Bettwäsche. Gib Kerzen in den Süden des Schlafzimmers und zünde sie an, dies verschärft die Lust aufeinander. Erotische Bilder, Fotos und Skulpturen solltest du im ganzen Haus verteilen. Aktivere den Westen für Romantik, gib dorthin am besten pinkfarbene Blumen.

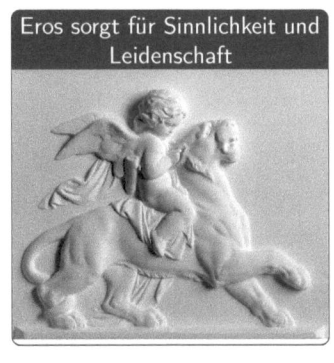

Eros sorgt für Sinnlichkeit und Leidenschaft

Auch das Element Wasser verhilft zu triebhafter Lust. Stärke daher auch den Norden, zum Beispiel mit einer blauen Vase oder einer blau, cremeweiß oder purpur blühenden Orchidee. Überhaupt gelten Orchideen als Scharfmacher, wenn der Sex fade geworden ist. Mische also Orchideen mit rot blühenden Blumen in deiner Wohnung. Wenn du das Geräusch von fließendem Wasser magst, kannst du auch ein Wasserobjekt in den

Osten oder Südosten des Schlafzimmers geben, denn in diesem Sektor stärkt das Wasser die Holzenergie, die zu verstärkter Aktivität und damit zur Schwellung des Penis, eben zu pulsierendem Wachstum anregt.

Doch Vorsicht: auf Dauer ist das Plätschern eines Brunnens im Schlafzimmer eher kontraproduktiv. Das wenn auch noch so leise Geräusch des Plätscherns kann dir den Schlaf rauben. Gib den Zimmerbrunnen, sobald er Wirkung zeigt, lieber in dein Wohnzimmer oder stelle von Anfang an ein großes Gefäß mit Wasserpflanzen in den Ost- oder Südostsektor. Dies wirkt genauso gut und macht keine Geräusche.

Um das Liebesleben wieder in Schwung zu bringen gibt es noch viele andere Möglichkeiten. Stimulanzien wie Sexbücher, Spielzeuge, Videos sollten am Nachtkasten oder im Westsektor der Wohnung liegen. Auch ein weißlicher Quarz ins Schlafzimmerfenster gehängt und Münzen, Zündhölzer und Automodelle in den Bücherregalen befeuern das Liebesleben!

3.4 Treue

> Hilfe, mein Freund ist nicht treu! Was soll ich tun?

Im Feng Shui wird Beständigkeit, Treue und Verlässlichkeit dem Element Erde zugeordnet. Mehrere verschiedene Halbedelsteinarten können gut dabei helfen, die Kraft des Erdelementes und damit Beständigkeit und Dauer in eure Beziehung zu bringen. Gib zum Beispiel einen Amethyst unter das Bett. Dieser Stein ist eine klassische Feng Shui-Maßnahme. Der Amethyst soll wie kein anderer Stein für Beständigkeit und Treue sorgen. Seine Frequenzen helfen besonders gut sexuelle Hyperaktivität und innere Unruhe auszugleichen. Auch wer unter Schlafstörungen leidet sollte es daher einmal mit einem Amethysten am oder unter dem Bett versuchen. Allgemein ist er der Stein, der gegen Süchte hilft, und Sexbesessenheit ist natürlich auch eine Form von Sucht. Ein Amethyst hilft aber auch besonders gut, wenn

ihr euch in letzter Zeit öfter gestritten habt. Er löst Gefühle der
Verletztheit, des Zorns, der Wut, des Ärgers und der Frustrati-
on auf. Er hilft, ein Übermaß an Energie abzubauen, ohne die
Lust auf Liebe und Sex zu gefährden.

In ganz schweren Fällen empfehle ich jedoch den blauen So-
dalith. Er führt zu einem sehr intensiven Ausgleich der Yin- und
Yang-Energien und ist der Stein der Wahl für extrem „treulose
Tomaten". Hinter dem Begriff Tomate verbirgt sich übrigens ein
Übermaß an Feuerenergie, das im Extremfall mit der Kraft des
Wassers gelöscht werden sollte. Jeder blaue Edelstein und jeder
Gegenstand in blauer Farbe signalisiert die Kraft des Wassers
und wirkt damit beruhigend.

Bei exzessiven Fällen solltest du auch die Farbe Blau im
Schlafzimmer verstärkt ins Spiel bringen, in Form von Kissen
und Bettbezügen, oder bringe zumindest einen blauen Gegenstand oder besser noch eine blaue Vase mit einer weißen Blume
in den Nordsektor des Schlafzimmers. Der Norden steht für die
Kraft des Geschlechtsverkehrs. Die Zahl Eins ist dabei besonders wichtig, damit sich dein Partner auf nur einen Geschlechts-
genossen - eben auf dich - beschränkt! Falls im Norden kein
Platz ist, dann wähle einen Platz in der Mitte der Wand, an
der sich die Türe zum Schlafzimmer befindet, vielleicht ist da
ja mehr Platz.

Ansonsten kannst du natürlich auch die beruhigende Energie des Nordens im Wohnzimmer wecken. Allerdings wirken die
vorgeschlagenen Maßnahmen im Schlafzimmer am besten.

Liebe sollte jeden Tag neu erkämpft werden, sonst wird wohl
eine jede Beziehung auf Dauer schal und langweilig. Also sorge
mal für ein romantisches Essen zu zweit. Eine Schale mit Ly-
cheefrüchten oder leckerer Pfirsiche im Schlafzimmer sorgt für
ein süßes Leben und dafür, dass sich dein Partner bei dir wohl
fühlt.

3.5 Nur noch Sex im Kopf

> Die Beziehung zu meinem Partner besteht in letzter Zeit
> nur noch aus Sex, er bockt ziemlich grob auf. Das war nicht
> immer so. Romantik und Zärtlichkeit spielen inzwischen aber
> leider nur noch eine untergeordnete Rolle.

Wenn dein Partner nur noch Sex im Kopf hat liegt dies aus
der Sicht des Feng Shui unter Umständen an einer zu stark
Yang-betonten Atmosphäre. Bring ins Schlafzimmer mehr die
Farben Rosa oder Creme ein. Vermeide dekorative Elemente
aus Stein, Glas und Metall. Meide die Farben Rot, Orange und
Purpur. Meide erotische Skulpturen und Bilder. Meide yang-
lastige Mahlzeiten wie Fleisch. Mehr Salate, Obst, Gemüse helfen dabei, die zu starke Yang-Betonung auszugleichen. Stärke
den Südosten im Schlafzimmer.

Der Südosten steht für die Zeit des Beginns, die erste Zeit der
Verliebtheit, für Sensibilität und Ideenreichtum, für Abwechs-
lung und gemeinsame Unternehmungen.

Das Element des Südostens ist ja das Holz, es sorgt für Wachstum. Wenn du ein Metallbett hast ersetze es durch eines aus
Holz. Sorge für eine wohlige, entspannte Atmosphäre, alles Technische, Funktionale (Designerschlafzimmer mit viel Leere und
kalten Farbtönen, aber auch ein Sling im Schlafzimmer) ist zu
Yang-lastig und fördert rein maschinenhaftes und triebhaftes
Verhalten.

Gib daher grüne oder besser azurblaue Gegenstände in den
Südosten, bringe Möbel aus Holz ein. Wenn du einen kalten
Steinboden haben solltest, oder einen gefliesten Boden, was
ja neuerdings im Schlafzimmer modern ist, dann überlege dir
ihn eher durch einen Holzboden zu ersetzen oder wenigsten
einen plüschigen Teppich einzubringen. Stärke den Südosten
im Schlafzimmer, damit ihr gemeinsame Unternehmungen auch
außerhalb des Bettes ins Auge fasst. Da die heilige Zahl des
Südostens die Vier ist, wäre es besonders günstig, vier Pflanzen

hier zu betreuen. Ideal sind hierbei blau blühende Pflanzen.

3.6 Traumprinz gesucht

> Ich suche einen idealen Partner für gemeinsame Unternehmungen und für ein glückliches Leben zu Zweit. Es sollte etwas Festes, Dauerhaftes sein.

Den Traumpartner fürs Leben zu finden ist oftmals nicht leicht und eine definitive Herausforderung. Versuche vor allem die Energien des Westens zu stärken. Der Westen steht für Romantik, für Liebesglück und Vollendung. Wäre doch gelacht, wenn sich da nicht was bewerkstelligen ließe.

Gib zwei rote Rosen in den Westen. Mach eine Liste mit den Eigenschaften, die du dir von deinem Traumprinzen wünschst, am besten auf pinkfarbenem Papier, und gib den Zettel in den Westen deiner Wohnung. Erstelle zusätzlich noch eine Liste mit deinen positiven Eigenschaften und lege sie ebenfalls in den Westen. Verteile in deiner ganzen Wohnung Gegenstände paarweise als Symbole der Partnerschaft. Zwei Kerzen im Süden,

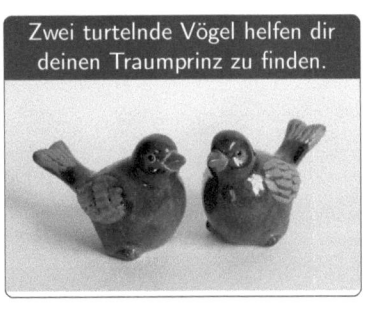

Zwei turtelnde Vögel helfen dir deinen Traumprinz zu finden.

ein Paar Enten in den Südwesten, zwei Pflanzen in den Südosten, zwei Goldfische im Aquarium in den Osten oder zumindest ein Bild von zwei Fischen. Zwei Steine in den Nordosten, zwei goldene Kugeln oder zwei Schmetterlinge im Nordwesten. Bilder von glücklichen Partnern in der Wohnung wecken ebenso dein Liebesglück.

Weiter solltest du die Lage deiner persönlichen Glückszone (siehe Tabelle 3.1 auf der nächsten Seite) ermitteln. Sie richtet sich nach deinem chinesischen Tierkreiszeichen. Stelle dann einen Blumenstrauß mit passender Farbe in deine Glückszone. Alternativ kannst du deinen Bereich auch mit zwei Enten aus Keramik oder Holz aktiveren. Die Aktivierung der Glückszone

Tierzeichen	Richtung	Farben
Tiger Pferd Hund	Osten	Grün Hellblau
Affe Ratte Drache	Westen	Weiß Silber
Schwein Hase Ziege	Norden	Schwarz Dunkelblau
Schlange Hahn Ochse	Süden	Rot Rosa

Tabelle 3.1: Persönliche Glückszone nach dem chinesischen Tierkreiszeichen

gilt als recht mächtiges Feng Shui-Mittel. Probiere es einfach mal aus. Sobald du Erfolg hast, sollte das Arrangement in deiner Glückszone wieder abgebaut werden. Ansonsten besteht die Gefahr, dass dir dein Traumprinz wieder abhaut und ein neuer auftaucht. Ich wünsche dir viel Erfolg!

3.7 Hilfe ich bin Shoppingsüchtig

Ich kaufe oft impulsiv ein. Am Monatsende herrscht dann Ebbe auf meinem Konto. Kann mir das Feng Shui hier überhaupt helfen?

Stärke vor allem die Energie des Nordwestens, um Struktur, Organisation und Selbstdisziplin in dein Leben zu bringen. Gib dafür eine Münzsammlung oder silberfarbene Gegenstände in den Nordwesten. Auch eine Standuhr mit Metallpendel wäre sehr passend. Oder eben das klassische Klangspiel aus Metall. Außerdem kann die unruhige, wechselhafte Energie des Nordostens zu starker Impulsivität führen. Beruhige den Nordostsektor deiner Wohnung daher mit einer Porzellanschale gefüllt mit Meersalz. Nimm überhaupt mehr nordwestliche Energie auf. Dies geschieht am besten, wenn dein Kopf beim Schlafen in dieser Richtung liegt. Hast du deinen Eingang im Nordosten oder Osten, dann bremse die dort hereinfließende Energie mit Hilfe einer buschigen Pflanze neben der Tür. Hol dir rosa und graue Dekostoffe in den Nordosten deiner Wohnung.

Die Energie des Südwestens macht dich pragmatischer und umsichtiger. Gib gelbe Blumen oder gelbe Gegenstände in den Südwesten. Verzichte auf eine zu yang-lastige Atmosphäre in deiner Wohnung. Yang-Energie macht es schwerer dieses Problem zu lösen. Bring Pastellfarben ein, verwende sanfte, fließende Stoffe. Verzichte auf alles eckige, kantige und harte.

3.8 Neuer Arbeitsplatz

> Ich bin auf der Suche nach einem neuen Arbeitsplatz. Was kann ich aus der Sicht des Feng Shui tun, um dabei erfolgreich zu sein?

Fördere dafür die Energien des Ostens. Sie stehen für einen neuen Anfang und helfen dir, genügend Selbstvertrauen und Souveränität zu finden, um bei einem Bewerbungsgespräch erfolgreich zu sein. Gib dazu ein Wasserobjekt in den Osten. Stärke den Osten durch Möbel aus Holz, Ziergegenstände aus Holz und Pflanzen. Auch die Farbe Grün im Osten hilft dir, dein Ziel zu erreichen.

Bring überhaupt mehr Yang-Energie in dein Leben und in deine Wohnung. Treibe viel Sport an frischer Luft und führe einen gründlichen Hausputz durch und entrümple gründlich. Ein Yang-betonter Mensch wirkt entschlussfreudig und zielorientierter, alles Eigenschaften, die ein Arbeitgeber an dir gerne sieht.

3.9 Zu Faul fürs Fitnessstudio

> Es ist jedes Jahr dasselbe. Zum Jahreswechsel nehme ich mir vor, endlich einen geilen Body aufzubauen und regelmäßig ins Fitnessstudio zu gehen. Nach anfänglicher Begeisterung nimmt meine Motivation ab und ich habe tausend Ausreden warum ich keine Zeit fürs Trainingsprogramm habe.

Meist fehlt es in einem solchen Fall an Kampfgeist und Energie, um wirklich durchzuhalten. Stärke den Nordosten in deiner Wohnung. Die starke, schneidende Energie dieses Sektors sorgt für Kampfgeist, Motivation und das Verlangen nach hartem Training und Erfolgen.

Gib dazu das Erdelement in Form der Farbe Gelb oder einem schönen Stein in den Nordosten. Besonders aktiviert wird dein Verlangen nach Erfolgen durch Kerzenlicht im Nordosten. Licht hilft dir hier, klare strategische Ziele zu entwickeln. Auch die Farbe Weiß, die für die Kräfte des Lichts steht, eignet sich besonders gut.

Allgemein solltest du für mehr Yang-Energie in der Wohnung sorgen. Möbliere deine Wohnung sparsam. Stelle viele Pflanzen auf, das gibt Frische und Yang-Energie. Meide Plüsch und Plunder. Streiche die Wände weiß. Leuchte deine Zimmerdecke mit einem Deckenstrahler an, damit der Raum höher wirkt und mehr Lebendigkeit ausstrahlt. Trage Weiß, Gelb oder Rot, damit du selbst mehr Power bekommst.

3.10 Reichtum und Wohlstand

> Was kann ich tun um reicher zu werden?

Um Wohlstand und Reichtum zu aktivieren, solltest du unbedingt den westlichen Sektor stärken. Die hier vorherrschende Metallenergie stärkt deinen Sinn für Finanzen und hilft dir, dein Einkommen zu verbessern. Gib Metallgegenstände hierher. Halte den Westen sauber. Verlege dein Arbeits- oder Schlafzimmer hierher. Stelle rote Blumen auf, denn Rot ist neben Silber, Weiß und Gold die Farbe des Westens. Schlafe, wenn möglich, mit dem Kopf in Richtung Westen.

Weiter solltest du unbedingt den Südosten stärken. Er steht für Wohlstand, Wachstum und Fülle und hilft dir, neue Ideen zu entwickeln, die dir dann dabei helfen können reich zu werden. Gib Wasser in den Südosten oder stelle Pflanzen hierher. Auch ein Segelschiff symbolisiert Reichtum und steht am besten im Südosten deiner Wohnung, um dich mit einer Ladung Reichtum zu versorgen.

Wenn du alte Gegenstände oder Möbel in der Wohnung hast, die dich an arme, erfolglose Zeiten in deinem Leben erinnern, dann lass sie los und besorge dir neue Einrichtungsgegenstände. Sorge überhaupt für frischen Wind in deiner Wohnung. Stelle die Möbel regelmäßig um, sorge für genügend Bewegung im Chi-Fluss der Wohnung und entferne altes Gerümpel.

4 Analysen prominenter Schwuler

4.1 Goethes Gartenhaus an der Ilm und die Stimme der Natur

Goethe erwarb das Haus an der Ilm im Jahr 1776, im Alter von 27 Jahren, als ganzjährigen, festen Wohnsitz für die nächsten 10 Jahre. Das Gebäude besitzt einige interessante Feng Shui-Aspekte. Zunächst fällt die westliche Ausrichtung auf und die damit verbundene Stärkung des westlichen Chi´s, das für organisatorische Aufgaben, für das Schaffen von Struktur und Ordnung besonders günstig ist. Tatsächlich war Goethe in

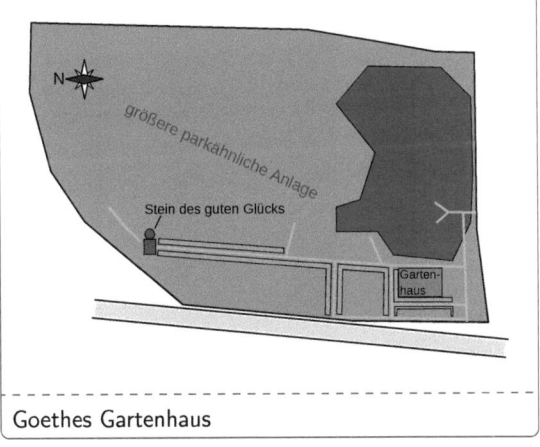

Goethes Gartenhaus

der Zeit, in der er das später nur noch als Gartenhaus genutzte Gebäude bewohnte, als Staatsmister sehr erfolgreich. Sein Haus hat ihn dabei unterstützt. Im Westen ist der Hauptzugang zusätzlich geschützt und gestärkt durch ein Pflaster in Form eines Pentagramms. Der Westen steht auch für Einkommen und die Fähigkeit, sich zu vergnügen, für die Fähigkeit stilvoll und mit Eleganz zu leben. Aber auch dafür, die Dinge zu einem guten, erfolgreichen, profitablen Ende zu bringen. Beides - Vergnügen und Erfolg - lässt sich in Goethes jungen Jahren in Weimar nachweisen. Die „Pleasure Group" zusammen mit seinem Freund und Gönner Herzog Karl August war legendär, vor allem für den Schabernack, der sich bei den Ausritten durch das Weimarer Land am armen Volk entlud.

Die Ernennung eines jungen, aufrührerischen, skandalträchtigen Dichters zum Staatsminister durch den Landesfürsten von Sachsen-Weimar hatte deshalb nicht wenig Skepsis und Ablehnung hervorgerufen. Goethe hat gegen alle Erwartungen dieses Amt mit Bravour gemeistert, dabei Überdurchschnittliches geleistet, unter anderem den Bergwerksbau reorganisiert und durch sein persönliches Engagement die wesentlichen Grundlagen für den Industriestandort Jena (optische Werke) gelegt.

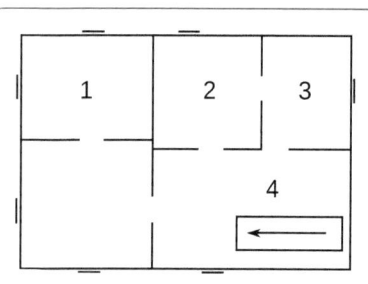

Das Obergeschoss des Gartenhauses mit Arbeitszimmer (1), Bibliotek (2), Schlafzimmer (3) und Treppenhaus mit Eingang im Osten (4)

Der Eingang zum Wohnhaus selbst befindet sich im Osten, einer sehr günstigen Richtung für junge Leute, die ihre Karriere aufbauen wollen. Ehrgeiz, die Verwirklichung von Träumen, optimistisches und vorausschauendes Denken wird durch den Zugang gefördert.

Im Norden der Gartenanlage steht ein besonderes Monument: der Stein des guten Glücks, eines der ersten abstrakten Kunstwerke in Deutschland überhaupt. Ein Runder Stein steht auf einem Kubus. Gewidmet ist er Agathe Tyche, der Göttin des guten Glücks. Nun, Glück hat ihm dieser Stein sicher gebracht. Der Norden fördert wie wir bereits wissen - entsprechend aktiviert - Karriere und Erfolg.

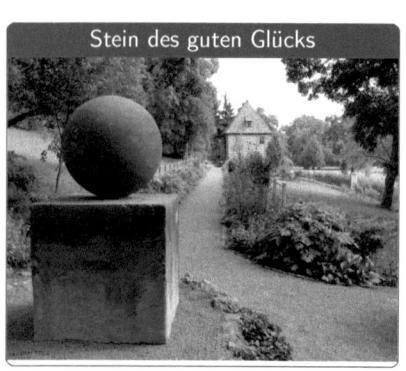

Stein des guten Glücks

Als eine der ersten Maßnahmen hat Goethe eine Erweiterung im Parterre an der Südseite seines Hauses angebracht. Einen Altan, auf dessen Dachterrasse er viele illustre und wichtige Persönlichkeiten zu einem Plausch mit Tee empfing. Eine Erweiterung im Süden bringt zusätzlich Ruhm und Anerkennung.

Gut gelegen ist auch sein Schlafzimmer im Nordwesten. Die-

se Himmelsrichtung gilt als die beste überhaupt für das Schlafzimmer eines erwachsenen Mannes und fördert Anerkennung,
hilfreichen Beistand durch Autoritäten und Gönner. Außerdem
steht der Nordwesten für die Fähigkeit zu organisieren, verhilft
zu Respekt, sorgt für würdevolles Auftreten und Führungsqua-
litäten.

Einziger Wermutstropfen: das Arbeitszimmer im Südwesten.
Aus der Sicht des Feng Shui ist die schwerfällige Erdenergie hier
zu vorherrschend, als dass es sich wirklich erfolgreich arbeiten
liese, es besteht die Gefahr, dass der Geist zu träge wird. Goethe hat tatsächlich in der Zeit, in der sein späteres Gartenhaus
sein Hauptwohnsitz war, nur ein Werk als Dichter geschaffen:
Iphigenie auf Tauris. Und dieses Theaterstück war auch noch
ein Flop. Es wurde wenig gespielt. Heute wird es im Schulunter-
richt gerne behandelt, der Name Goethe ist ja damit verbunden.
Dass aber seine Zeitgenossen diesem Werk, vielleicht zu Recht,
wenig abgewinnen konnten, wird verdrängt.

Insgesamt haben wir eine starke Betonung des Südwestens. Das Haus steht
im Südwesten des Grundstücks. Die Ausrichtung der ganzen Anlage geht gegen
Westen/Südwesten. Diese starke Betonung des hier vorherrschenden Erdelementes hat aber durchaus auch sein Positi-
ves. Sie sorgt für Beständigkeit, stetigen,
wenn auch langsamen Fortschritt und tiefe
Freundschaften. Nach seiner Rückkehr aus
Italien und seinem Umzug zum Haus am
Frauenplan gewann die Dichtkunst Goe-

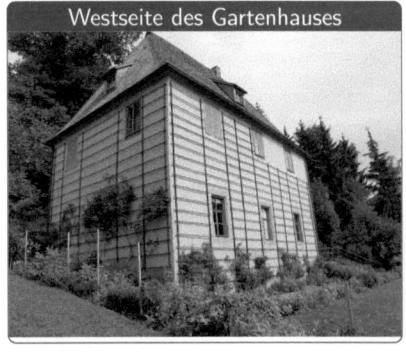
Westseite des Gartenhauses

thes neues Leben. Viele neue Erfolgs- und auch Skandaldich-
tungen wie Faust, die Venezianischen Epigramme und die Wahl-
verwandtschaften entstanden. Goethe war also wieder ganz der
Alte. Ob das nur an seiner sicher sehr inspirierenden Italienreise
und seiner Flucht aus dem Regierungsjob in einer Nacht- und
Nebelaktion gelegen hat? Ein Tapetenwechsel hat noch nie ge-

schadet, wie es so schön heißt. Mit einem Umzug in ein neues
Heim kommt oft frischer Wind ins Leben. Aus Sicht des Feng
Shui wird so stagnierendes Chi beseitigt, werden eingefahrene
Gleise verlassen und neue Wege beschritten. Bei Goethe hat
dieser frische Wind unter anderem zu homoerotischen Ergüs-
sen und Anspielungen in den Venezianischen Epigrammen, dem
Erziehungsroman (!) Wilhelm Meister und nicht zuletzt im Al-
terswerk Faust II geführt. Ein Fakt, der sehr offen sichtbar und
lesbar ist aber bis heute von seinem Publikum weitestgehend
ignoriert wird. Goethe der „Frauenheld" hat auch von schönen
Jünglingen geschwärmt. Das ist mit ein Punkt, der das Phänomen Goethe ausmacht, entgegen allen Konventionen und engen
Moralvorstellungen seinem Inneren treu zu bleiben, um seinem
Herzen und der Stimme der Natur zu folgen.

4.2 Schloss Linderhof

Tuntenbarock für Klemmschwestern.

Schloss Linderhof war der Hauptwohnsitz des Bayrischen Mär-
chenkönigs. Einsam und eigen-
brötlerisch lebte er hier inmitten
der Allgäuer Bergwelt, anstatt
in seiner Hauptstadt München
zu residieren und dort den Re-
gierungsgeschäften nachzugehen.
Dieser Hang zu Isolation und Einsamkeit hat, wie nicht anders zu
erwarten, seine Entsprechung im
Energiefeld des Schlosses.

Der Schlosspark mit dem Schloss (1), Der Kaska-
de mit Neptunbrunnen (2), Südteich (3), Schwa-
nenweiher (4), Hundighütte mit Teich (5) und
Venustempel (6)

Das Schlafzimmer liegt im Norden, es dominiert auch noch die
Farbe Blau. Hinter dem Haus
schießt aus dem Norden eine Was-
serkaskade direkt auf das Gebäude zu. Große Fensterflächen be-
herrschen den Norden des Schlafzimmers. Dies alles führt zu viel
Yin Energie und zu einer exzessiven Vorherrschaft des für In-
troversion sorgenden Wasserelementes und damit zu Isolation
und Einsamkeit.

Der Norden steht aber auch für Sexualität, für die Verfüh-
rung zu ausschweifender Sinnlichkeit. Im Vastu herrscht hier
der androgyne Gott Merkur. Vielleicht ist es kein Zufall, dass
die wichtigen Wohnsitze zweier berühmter Schwuler - Liberace
und Ludwig II. - große Wasserflächen im Norden hatten. Goethe erwarb, nachdem er aus Italien zurückgekehrt war, ein nach
Norden ausgerichtetes Haus mit großem Brunnen davor und
plötzlich wagte er sich an homoerotische Dichtungen.

Wie auch immer: der Norden mit so viel Wasser verschafft ex-
zessive Leidenschaft und, wenn es so überwältigend stark struk-
turiert ist, auch im Widerspruch dazu Isolation und Hemmun-

gen. Irgendwann wird dann aus der Hemmung eine ebenso massive Enthemmung. Auch König Ludwig war lange Zeit gehemmt, hatte Probleme mit seiner Homosexualität, floh in die Einsamkeit um nicht aufzufallen. Er erließ Dekrete gegen sich selbst, wollte sich von seiner Veranlagung befreien, schwor tausend Eide sich nicht mehr homosexuell zu betätigen. Verdrückte, heimliche Leidenschaft passt gut zu den dunklen, yinlastigen Eigenschaften des Nordens. Jeder der oben geschilderten Gestaltungsaspekte kann schon für sich alleine betrachtet bei sensiblen Menschen ausreichen, um zu Isolation und Verklemmtheit zu führen. Allein die Wahl des Schlafzimmers im Norden ist sehr problematisch. Doch Ludwig steigert das Ganze noch durch Einsatz von Wasser, der Farbe Blau und großer Fenster Richtung Norden. Das ist alles einfach *des Guten zu viel*. So viel dunkles Chi des Nordens übersteht keiner, sowas sollte also tunlichst unterlassen werden. Eine einseitige Stärkung und Präferenz einer einzelnen Himmelsrichtung mit all seinen Aspekten und Eigenheiten gilt insgesamt als sehr schlechtes Feng Shui.

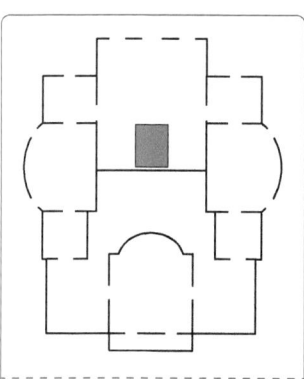

Der Grundriss des Schlosses mit Schlafzimmer samt Bett im Norden.

Liberace, der einen ähnlichen Geschmack in der Inneneinreichung besaß wie Ludwig (man spricht bei diesem Stil gerne von Kitsch und Tuntenbarock), gleicht in seiner obsessiven Verklemmtheit doch sehr seinem ästhetischen Vorbild König Ludwig. Auch Liberace hat seine Veranlagung verheimlicht. Hat Prozesse wegen Verleumdung geführt, wenn der Verdacht aufkam, dass er homoerotisch veranlagt sei. Auch er hatte eine Überbetonung des Nordens durch Wasser in zumindest zwei seiner Villen.

Nun kann man das heimlich tun, ja immer der Zeit und den gesellschaftlichen Umständen zur Last legen. Allerdings hatte zum Beispiel Herzog August von Sachsen-Gotha überhaupt keine Probleme damit, seine homoerotischen Neigungen auszuleben. Er schrieb sogar das erste Werk der deutschen Dichtung zur Jünglingsliebe: „Ein Jahr in Arkadien". Müßig zu erwähnen, dass das Schloss zu Gotha keine Wasserflächen im Norden besaß. Manche breschen nach vorne, befreien sich von ihrer Last, andere wählen den versteckten Weg Ludwigs.

Wasser im Norden deutet auf heimliche aber deswegen nicht weniger obsessive sexuelle Betätigung hin. Ludwig war bekannt dafür, seine Reitersoldaten sexuell zu missbrauchen. Auch das passt zum Norden: Rücksichtslosigkeit! Liberace soll mehrere seiner Partner bewusst und absichtlich mit Aids infiziert haben. Eine gewisse Enthemmung und Disziplinlosigkeit wird dem Norden ebenso zugeordnet. Ich kenne ein sehr schönes Familienbad in Oberbayern, das seinen Eingang im Norden hat. Und wie könnte es auch anders sein, es kam in diesem Spaßbad zu Sexskandalen. Unter anderem offerierte ein minderjähriger Bursche dort regelmäßig seine Dienste, während die übrigen Familienmitglieder - in zweierlei Hinsicht - baden gingen und nichts bemerkten.

Aber auch Gesundheitsprobleme wie Zahnfäule bringt das Feng Shui mit dem Norden in Verbindung, eine Überbetonung des Wasserelements hier schwemmt sozusagen symbolisch den Kalk aus den Zähnen. Goethe hatte, wie bereits erwähnt, ein nach Norden ausgerichtetes Stadthaus, viel Fensterfläche im Norden und einen großen Brunnen davor und natürlich ziemlich heftige Zahnprobleme. Und auch König Ludwig litt ziemlich an Zahnfäule! Dass machte ihn für seine Soldaten natürlich nicht unbedingt attraktiv und begehrenswert.

Doch die Gestaltung des Nordens ist nicht das einzige Problemfeld des Schlosses aus der Sicht des Feng Shui. Die immens große Wasserfläche im Süden direkt vor dem Eingang ist ebenfalls als recht problematisch zu werten. Der Süden steht unter der Herrschaft des Feuerelementes, das Thema dieses Sektors sind Ruhm und Ansehen. Wasser hier gibt symbolisch bzw. feinstofflich eine explosive Mischung, wie bei einer Dampfmaschine kann es passieren, dass das Wasser sozusagen aufkocht und letztlich explodiert. Ein Bild, das auf das Leben von König Ludwig durchaus passt. Er wurde immer exzentrischer, immer umtriebiger, für sein Personal soll es schwer gewesen sein, seinem exzessiven Lebensstil zu folgen. Was seine persönlichen Leidenschaften betrifft wurde er immer hemmungsloser. Wasser behindert zwar nicht immer die Kräfte des Südens, aber es torpediert Ruhm und Anerkennung manchmal in einer Art und Weise, die man, wenn man es sich aussuchen könnte, oftmals wohl eher vermeiden würde. Exzentrik, aber auch üble Nachrede, überraschende und tragische Wendungen, üble Nachstellungen (Verhaftung Ludwigs) passen zu einer Wasserfläche im Süden.

Und das Wasser im Süden verstärkt weiter die ohnehin zu starke Yin-Last des Gesamtkomplexes. Wozu übrigens, neben der Gestaltung des Nordens, auch die Lage ganz unten im Tal beiträgt. Dies alles hat es Ludwig eigentlich unmöglich gemacht, aus seiner Tendenz zu Isolation und Einsamkeit auszubrechen und damit letztlich sein Schicksal besiegelt. Unfähig, den Empfehlungen Bismarcks zu folgen und zur Tat zu schreiten, ließ er sich gefangensetzten. Wer würde sich, wenn er dazu die Möglichkeit hätte, nicht massiv Intrigen und der drohenden Kerkerhaft widersetzen? König Ludwig hat sie gehabt und nutzte sie nicht. Schade eigentlich.

Denn trotz der Charakterfehler, die er auf seine Art wie jeder Mensch hatte, gab es bei ihm extrem sympathische Eigenschaften. Seine Liebe zur Kunst zum Beispiel hat uns bis heute das auch bei Schwulen sehr beliebte Spektakel in Bayreuth beschert, und zumindest noch so manches zum Träumen einladende Bauwerk wäre sicherlich in der oberbayrischen Bergwelt entstanden, wenn er nur länger regiert hätte.

Zuletzt noch ein paar Hinweise zur Gestaltung des Südostens im Park von Schloss Linderhof: Hundigs Hütte, in die sich Ludwig mit seinen Knechten und Soldaten zu Sexorgien zurückgezogen haben soll, liegt im Südosten des Parks. Ausgerechnet in jener Himmelsrichtung, die dem Planeten Venus zugeordnet wird, dort, wo auch der Playboy-Herausgeber Hugh Hefner ei-

ne Lustgrotte auf seinem Anwesen hat! Und auch ein großer
Teich befindet sich zusätzlich vor der Hütte. Dies stärkt sehr
die Kräfte der Liebe. Eros waltet hier seines Amtes. Heimlich
und doch auch irgendwie nicht mehr verheimlichbar tobt Ludwig hier in der Männerhorde seine Neigungen aus. Visconti hat
die schwülstige Atmosphäre, die dort herrschte sehr schön in
seinem Film über den König nachgezeichnet.

Alle Heimlichkeit wurde letztlich doch durchbrochen. Ludwigs Sexualleben wurde bekannt und sorgte für reichlich Ge-
sprächsstoff in der Bevölkerung. Auch das gehört zum wider-
sprüchlichen Charakter König Ludwigs. Ein Rätsel wollte er
uns allen sein. Ein Rätsel ist er wohl vor allem sich selbst geblieben, ein Rätsel, das sich aber mit Hilfe des Feng Shui recht
gut erschließen lässt.

4.3 Liberace

Liberace teilt mit Ludwig II. sehr viele Eigenschaften. Zunächst
einmal hatten sie einen ähnlichen Geschmack, liebten barocke
Formen, romantische Musik und prächtige Paläste. Man sagt,
dass Feng Shui ungefähr zu einem Drittel das Glück eines Menschen beeinflusst. Ein zweites Drittel liegt in den Sternen, und
letztlich kommt es auf jeden selber an. Bestimmte Talente sind
einem einfach angeboren.

Liberace war ein Wunderkind. Mit 12 Jahren spielte er schon
als Solist beim Chicago Symphony Orchestra. Er gewann mehrere Preise, erkannte früh die Bedürfnisse seines Publikums und
spielte nach dem Konzert noch aktuelle Titel der Unterhaltungs-
musik, zur Freude seiner Fans. So begann seine fantastische Karriere zum bestbezahltesten Klavierentertainer aller Zeiten.

An dem Haus in Las Vegas (4982 Shirley Street), das Liberace für seinen dreißig Jahre jüngeren Liebhaber gebaut haben soll, fällt eine starke Westausrichtung auf. Der Haupteingang liegt im Nordwesten des Westens. Zudem täuscht eine sehr
große Fensterfläche im Nordwesten und der Pkw-Stellplatz da-

vor einen Eingang im Nordwesten vor. Solch eine optische Täuschung gilt im Feng Shui als ebenso gut als wäre hier wirklich ein Eingang. Zudem befindet sich rechts vom großen Fenster eine Zugangstüre. Wir haben hier also einen eher auffälligen Nebeneingang. Insgesamt ergibt sich dadurch eine signifikante Stärkung des Nordwestens. So etwas empfiehlt das Feng Shui zum Beispiel Politikern, die erfolgreich sein wollen. Der Nordwesten ist die Richtung der Führungspersonen schlechthin! Besser geht es nicht, wenn man der Erste in der Gesellschaft auf seinem Berufsfeld sein will. Liberace hat mit dieser Wahl seinen Führungsanspruch als Entertainer mehr als nur unterstrichen.

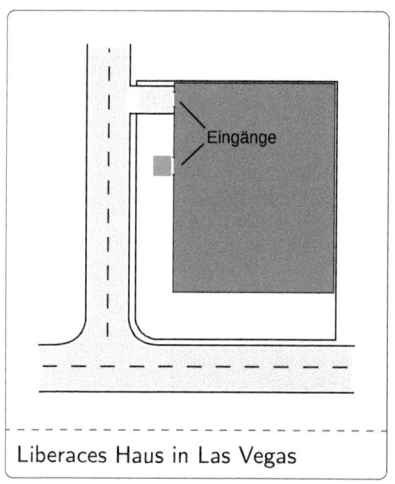

Sicherlich wird es nicht jedem mit Eingang im Nordwesten gelingen, so berühmt zu werden wie er. Aber ein Eingang in diesem Sektor ist für Männer und auch Frauen immer ein interessantes Experiment. Die Westausrichtung des Gebäudes wiederum sorgt für Romanzen, Vergnügen, die Fähigkeit das Leben zu genießen, aber auch für ein gutes Einkommen und Erfolg.

Eingänge

Liberaces Haus in Las Vegas

Auch Liberaces Villen in Palm Springs, seine Winterresidenzen, in die er sich jedes Jahr nach Saisonende zurückzog, um sich vom Stress in Las Vegas zu erholen, haben einige sehr interessante Feng Shui-Aspekte.

Sowohl die Casa de los Cloisters, 501 Belardo Road, als auch seine zweite Residenz, 1441 North Kaweah Road, haben einen Zugang im Osten. Der Osten steht für Kreativität. Das chinesische Schriftzeichen, das dem Osten zugeordnet wird, ist der Donner (Tui) und somit schöpferischer Lärm. Ein Gewitter mit Blitz und Donner sorgt für Fruchtbarkeit, Sauerstoff, Munterkeit, benetzt das Land mit dem Lebenselixier, durch seine stark strukturierenden elektromagnetischen Kräfte und Ströme. Ganz ähnlich wirkt die Musik. Und so steht der Osten wie kaum eine andere Himmelsrichtung im Feng Shui mit der Musik in Verbindung. Das Klavier und andere Musikinstrumente werden am besten im Osten aufgestellt und aufbewahrt, dies gilt als glücksbringend. Und es gilt als optimal, wenn ein Musiker den Zugang zu seinem Haus im Osten hat. Dies sichert Erfolg und neue schöpferische Ideen, um diesen Erfolg zu sichern.

Besonders gelungen ist der Eingang zur Villa an der Kaweah Road. Löwen stehen am Eingang zur Villa. Sie geben gutes Feng Shui, sorgen dafür, dass kein stagnierendes Chi entsteht. Und getreu dem Motto *Zuviel des Guten ist wunderbar* sind es nicht nur die sonst üblichen zwei, nein, es sind gleich vier Löwen, die dort stehen. Nicht schlecht, und durchaus nachahmenswert. Ich kenne sonst niemanden, der es gewagt hätte, so von der Tradition abzuweichen. Und ich habe bisher auch noch keinen Eingang gesehen, der solch starke Yang-Energien besitzt. Unterstützt wird das Ganze noch

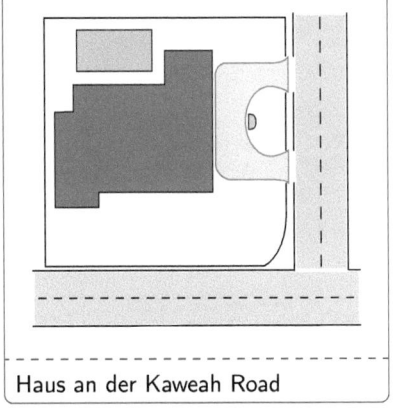

Haus an der Kaweah Road

durch einen Brunnen vor der Einfahrt! Wasser und Löwen. Besser geht es fast nicht mehr! Aber es hieße Liberace zu verkennen, wenn er nicht noch eines daraufgesetzt hätte! Alte Postkarten aus der Zeit zeigen, dass die Eingangswände grün gestrichen waren. Ein Grünton, den Liberace sehr liebte und der lange Zeit auch nach ihm als Liberace-Grün benannt wurde. Grün ist die Farbe des Ostens und ein Grün gestrichener Eingang hebt das Chi des Ostens besonders gut. Besser geht's nun wirklich nicht mehr. Liberace hat instinktsicher für sehr gutes Feng Shui gesorgt! Der Osten sorgt so massiv für Kreativität, Energie und Erfolg. Ein Eingang im Osten kann allgemein als sehr gute Wahl angesehen werden. Ich denke da unter anderem an das bayerische Königshaus. Das Schloss Nymphenburg war nach Osten hin geöffnet. Die Gebietszugewinne in dem Jahrhundert nach der Vollendung der Residenz waren gewaltig. Bei Liberace war es nicht anders. Sein Vermögen wuchs in unvorstellbarem Ausmaß.

Nicht ganz unproblematisch ist allerdings der Swimmingpool im Norden und Nordwesten des Anwesens. Wasserflächen im Nordwesten sorgen für Selbstgerechtigkeit, autoritäres Verhalten, Arroganz und die Neigung, andere stark zu kontrollieren. Dazu passt, dass sich seine große Liebe Scott operieren lassen musste, damit er äußerlich seinem Sugardaddy glich. Auch verantwortungsloses Verhalten soll durch viel Wasser im Nordwesten gefördert werden. Liberace hat, nachdem er erfuhr, dass er mit Aids infiziert war, weiter ungeschützten Geschlechtsverkehr gepflegt und mindestens drei Personen infiziert und damit letztlich getötet. Dies behauptet zumindest sein langjähriger Freund Scott.

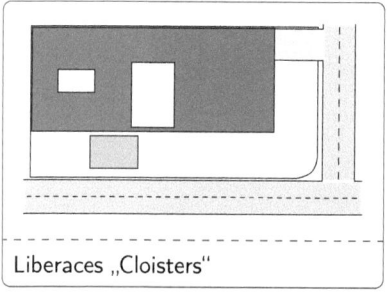

Liberaces „Cloisters"

Der Norden wiederum hat kalte, stille Energien, die durch zu viel Wasser ganz ihr negatives Potential entfalten können. Neben Zahnproblemen (siehe König Ludwig) sind Nierenprobleme, aber eben auch Geschlechtskrankheiten typisch für einen fehlgestalteten Norden, meint das Feng Shui. Dass da was dran sein könnte, scheint mir das Leben Liberaces exemplarisch zu beweisen. Interessant ist auch die Lage des Swimmingpools im Südwesten seiner 2. Lieblingsvilla (Cloisters), in der er zum Zeitpunkt seines Todes wohnte. Wasser im Südwesten gilt sowohl im Vastu als auch im Feng Shui als grundsätzlich eher ungünstig. Es sorgt dort für Instabilität. Dies kann zu Unfällen und Katastrophen führen. Schwere Krankheiten werden erwartet. Manchmal wird Wasser im Südwesten auch für relativ frühen Tod, vor allem von Männern, verantwortlich gemacht. Nun besaß König Ludwig ebenfalls Wasser im Südwesten. Ein großer Teich ist auch auf dem Luftbild der Anlage in Schloss Linderhof zu sehen. Er lebte nicht lange. Liberace starb zwanzig Jahre nachdem er dieses Haus erworben hatte. Ein wirklich erfülltes Alter von 80 bis 90 Jahren - bei großen Musikern ansonsten eher die Regel - konnte er nicht erreichen. Zufall? Aus der Sicht des Feng Shui wohl eher nicht.

Dennoch, selbst wenn du viel Wasser im Südwesten deines Gartens hast, ist dies kein Grund zur Panik, oder gar dafür, den Teich gleich zuzuschütten. Es gibt zum Glück die nicht ganz unkomplizierten Wasserdrachenformeln im Feng Shui. Die wären ein eigenes Buch wert. Nach diesen Formeln ist ein Teich im Südwesten - jedenfalls zur Zeit - sogar sehr günstig. Damals war er es eben ohne die entsprechende Feng-Shui-Therapie nicht.

Allgemein kann man eine Wasserfläche im Südwesten sehr gut entstören. Die Energie des Holzes (Pflanzen) erschöpft das Wasser. Gib Seerosen in deinen Teich. Fasse ihn außen mit Pflanzen ein, mit schönen Blütenpflanzen oder besser noch mit duftigen Heckensträuchern wie Jasmin und Rosen. Wenn du zu wenig Platz hast dann gehen auch Pflanzen in Kübeln. Besonders wirksam sind weiße Rosen. Wichtig ist, dass der Teich von den Fenstern des Wohnraumes aus nicht mehr sichtbar ist. Diese einfache Maßnahme reicht bereits aus, um sämtliches Unglück fernzuhalten und dem Teich gute Energien zu geben.

Liberace war ja ein anerkannter und gefeierter Künstler seiner Zeit, so können noch viele Artikel und Photos über ihn im Internet gefunden werden. Bei den Bildern zu seiner Einrichtung wirst du viele Feng Shui-gerechte Gestaltungselemente finden. Nachmachen lohnt sich für den, der diesen Stil mag, durchaus. Interessant ist auch das Markenzeichen Liberaces: der Kandelaber. Dieser steht für die Energie des Feuers und damit für Ruhm und Anerkennung. Liberace hatte sich also ein sehr glückbringendes Symbol als sein Markenzeichen gewählt.

4.4 Schloss Friedenstein und sein schwuler Herzog August

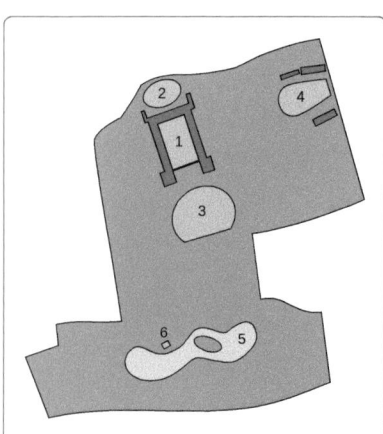

Das Schloss (1) mit Reiterstatue des Fürsten vor dem Haupteingang (2), Rosengarten (3), Orangerie (4), See mit Toteninsel (5) und Merkurtempel (6)

Das Fürstentum Sachsen-Gotha war über Jahrhunderte einer der fortschrittlichsten Staaten Europas. Seine Herrscher förderten Kunst, Kultur, Aufklärung, Wissenschaft und ein gesundes Wirtschafts- und Finanzsystem, das die Armut beseitigte und allen Bürgern großen Wohlstand brachte. Europaweit führte dieser Staat als erster die allgemeine Schulpflicht ein, wohlwissend dass Bildung Arbeit und Wohlstand schafft. Auch das erste fest eingerichtete Theater Deutschlands wurde hier gegründet. Politologen wie Seckendorff schrieben Bücher über den Vorbildcharakter dieses Staates. Aus allen Ländern Europas reisten Gesandte an, um hier die Kunst einer ordentlichen Staatsführung zu lernen. Die hohe geistige Ausrichtung des Fürstentums und seiner Herrscher spiegelt sich im Bau der Schloßanlage wieder.

Friedenstein wurde als Regierungszentrale des Herzogtums gebaut. Der Herrscher selbst residierte im Norden der riesigen Anlage. Der Zugang zu diesem Trakt befand sich im Nordosten. Jenem Bereich, der für Bildung und Geistigkeit im Feng Shui steht! Weiter befindet sich im Nordosten die große Schlosskirche und die Orangerie mit ihren schönen Orangen-, Zitronen-, Lorbeerbäumen und Wasserspielen. Nicht genug damit, befindet sich die Sommerresidenz ebenfalls im Nordosten der Schlossanlage. Dies alles bestärkte den Willen der regierenden Fürsten, sich geistig auszurichten. So ist es nicht verwunderlich, dass die Schlösser der Fürsten bis heute eine umfangreiche Sammlung zu den Themen Natur- und Völkerkunde und Kunst beherbergen.

Ägyptische Mumien wird man hier ebenso finden wie griechische Vasen oder Buddha-Figuren aus Asien. Dies alles wurde auch und vor allem für die Öffentlichkeit gesammelt, um das Volk zu unterrichten und zu bilden. Die Schulbücher von Sachsen-Gotha wurden als vorbildlich betrachtet und ins französische und italienische übersetzt, sie waren zu ihrer Zeit Bestseller. Cromwell, der führende Staatsmann Englands, blickte voll Anerkennung auf die mustergültige Regierung in Gotha. Aus allen Ländern Europas traf sich die Jugend, um in Gotha zur Schule zu gehen und in Bildung, Kultur und Wissen zu wetteifern. Dies alles passt zur Gestaltung der Anlage mit ihrer überaus starken Betonung des Nordostens, wie ich sie sonst von keinem Regierungsgebäude Europas kenne! Und wie so oft ist dies aus der Sicht des Feng Shui kein Zufall.

Der wohl bedeutendste und schillerndste Herrscher des Hauses Sachsen-Gotha war Emil August (1772-1822). Der Forscher Karsch nennt ihn August den Glücklichen, denn statt wie seine Nachbarn Kriege zu führen und Gebietsansprüche zu stellen, förderte er Dichter und Künstler wie Louis Spohr und Carl Maria von Weber, gründete sogar einen Musenhof, korrespondierte mit Jean Paul, sprach sich gegen Zensur und für dichterische Freiheit aus und schrieb dazu zusammen mit Jean Paul sogar ein Freiheitsbüchlein. Er dichtete selbst und war dabei durchaus talentiert, er gehört zu den zu unrecht vergessenen Dichtern der Deutschen Klassik. Sein Roman „Ein Jahr in Arkadien" war bahnbrechend. Erschienen 1805, ist es das erste Werk deutscher Sprache, das ohne Wenn und Aber

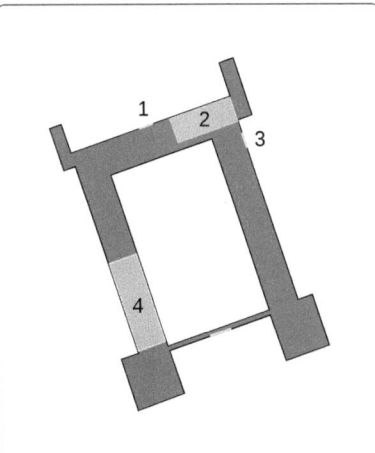

Haupteingang (1), Schlosskapelle (2), Eingang zum Fürstenkomplex im Norden (3), Wohnbereich Emil August (4)

die Liebe zweier Jünglinge, Julanthiskos und Alexis, preist. Sie dürfen sich küssen, Arm in Arm liegen, ihre Sexualität ausleben, zusammenwohnen und sich ein Leben lang treu bleiben, das ist neu. Vorher war nur sublimierte Homosexualität (Goethe) erlaubt und wurde, wenn überhaupt, nur ironisch behandelt (Wieland).

Das Leben von Emil August hat etwas Verspieltes, Fröhliches, und so ist es kein Wunder, dass er schon als Prinz entgegen bisheriger Tradition nicht den Ostflügel nutzte, sondern den Westflügel ausbauen lies, jene Himmelsrichtung also nutzte, die im Feng Shui für Verspieltheit, Vergnügen, Kreativität und Lust am Leben steht! Selbstironisch hat er sich selbst als Genius im Osten des Audienzzimmers nackt darstellen lassen!

Viele der Zimmer sind blau und fliederfarben. Klassische Farben der Inversionsneigung, meinen manche Psychologen. Das Gelbe Zimmer, Emils ehemaliges Schlafzimmer, ist in den Farben Gelb, Rot und Blau gestaltet. Die Farbwahl hat etwas Ungewöhnliches, erfrischend Anderes, Exotisches, was durchaus zum Charakter von Emil August passt. Diese Räume haben insgesamt ihr ganz eigenes Flair. Unbedingt sehenswert!

Interessant ist auch, dass das Schlafzimmer des Herzogs im Südwesten lag. Im Feng Shui ist das die Himmelsrichtung der Patriarchin. Kein Wunder dass Emil von daher gerne in Frauenkleidern herumlief, was seine Zeitgenossen recht schockierte. Auch ein anderer Herrscher, Kaiser Joseph II. von Österreich, hatte in seiner Winterresidenz seine Wohnung im Südwesten. Auch von ihm gibt es ein Bild in Frauenkleidern! Aus der Sicht des Feng Shui ist dies, man kann es nicht oft genug sagen, kein Zufall. Allerdings muss man den transformierenden Energien des Südwestens auch gewachsen sein. Nicht jeder ist dafür geeignet. Wer jetzt meint, Emil August war eine passive Tunte, die nicht ihren Mann stehen konnte, der irrt gewaltig.

Als die Truppen Napoleons vor Gotha standen ist er, entgegen dem Rat seiner Minister, nicht geflohen und hat so seinen Bürgern Raub, Plünderung und Anderes erspart. Ganz im Gegensatz zum Liebling Goethes, dem Herzog von Weimar, Carl August. Dieser verließ Weimar, Selbiges wurde geplündert, und hätte sich nicht die Freundin Goethes, Christiane Vulpius, schützend vor ihn hingestellt, wäre er vermutlich sogar ermordet worden. Emil August ist übrigens nicht der einzige Homosexuelle, der, im Gegensatz zu manchem Hetero, Frauenkleidung hin oder her, seinen Mann gestanden hat. Dieses heroische Verhalten lässt allerdings auch die Schlossanlage von Gotha im Gegensatz zu der in Weimar erwarten. Die für heldenhaftes Verhalten notwendigen Energien werden generiert. In Weimar ist vieles auf den Südosten ausgerichtet, auf die Göttin Venus und damit auf Amouren, ganz wie Versailles. Der Bau in Gotha dagegen umschließt U-förmig den Süden, blickt nach Süden und lässt damit bei aller Kultur die Energien des kämpfenden, kriegerischen Mars seinen Bewohnern zugute kommen. Kein Wunder also, dass der Urururgroßvater von Emil, Herzog Ernst I., nicht nur ein bedeutender Staatsmann, sondern auch ein großer Feldherr im Dreißigjährigen Krieg war.

Fantastisch und bezaubernd ist auch die Toteninsel südwestlich im Park - auf der sich Emil August statt in der Familiengruft beisetzen lies - weit weg vom Schloss, umrahmt von großen, alten Bäumen. Hier passt sie gut hin, die Toteninsel, steht doch der Südwesten für Transformation und Wiedergeburt. Der Park selbst wurde in den letzten Jahrzehnten zum Zufluchtsort vieler Vogelarten, in einem immer mehr zur Agrarsteppe mutierenden Umland.

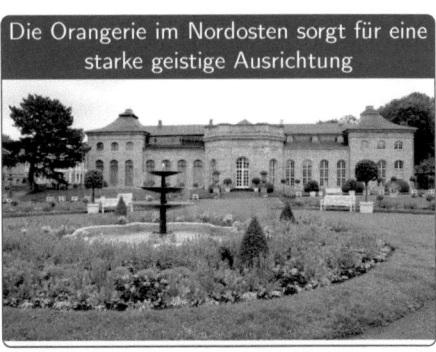

Die Orangerie im Nordosten sorgt für eine starke geistige Ausrichtung

So konnten hier 39 Brutvogelarten nachgewiesen werden. Als ich an einem ruhigen, dämmrigen Tag den Park besuchte wachten zwei Graureiher am Ufer der Toteninsel über die Ruhe seines Bewohners. Der Graureiher symbolisiert im Feng Shui den Phönix, den Vogel der Unsterblichkeit. Einen besseren Wächter kann man sich von daher für den glücklichen Herzog gar nicht wünschen. Und wer weiß, vielleicht gelingt es ja künftigen

Generationen, sein Andenken besser zu ehren als der heutigen. Wer jedenfalls durch die Gothaer Schlosshallen und Museen wandelt, der wird seinen Geist sicherlich spüren und so manche Anregung erhalten, um seine eigene Wohnung schön, anmutig und damit fenghuigerecht zu gestalten. Und sei es nur, dass er nun damit anfängt, schöne, goldene Elefanten oder kostbare Uhren wie die Herzöge von Gotha zu sammeln. Elefanten und Uhren geben gutes Feng Shui. Oder Tassen mit Phallussen darauf, wie sie in seiner spielerischen Art Emil August in Gothas Porzellanmanufaktur 1804 herstellen lies, selbige schützen nach dem Feng Shui vor negativen Energien und wecken den Spieltrieb. Also zur Nachahmung ist er durchaus empfohlen, der herzogliche Kunstsinn, und wer sich in der Religion der Urzeit gut auskennt wir einiges interessantes, ja sogar heidnisches entdecken. Mehr sei hier nicht verraten. Gotha und sein bezaubernder Herzog sind allemal eine schwule Wallfahrt wert!

4.5 Der Tempel Salomons

Liebestrunkene Engel und der Kult des Dionysos.

Erbaut wurde der Tempel Salomons der Überlieferung nach von einem Phönizischen Baumeister. Alles in allem hat dieses Bauwerk ein ausgezeichnetes Feng Shui und ist, wie könnte es anders sein, nach den Gesetzen des Kosmos gestaltet. Im Grunde ist der Tempel die Regenerationskammer der Sonne, die jede Nacht symbolisch in ihr Grab (im Westen) zurückkehrt, um jeden Morgen von Neuem zu erstehen. Die Eingänge befinden sich im Norden und im Osten, sie sorgen für Fülle, Frieden, Vitalität, Wohlstand und Erfolg, für den König und für das ganze Volk. Interessant ist vor allem das im Vorhof stehende sogenannte „Eherne Meer", ein großes Wasserbecken aus Eisen, gehalten von 12 Stieren. Die 12 Stiere stehen für die 12 Monate und ein Wasserbecken im Südosten sorgt für Wohlstand

und Reichtum, und das für alle 12 Monate im Jahr! Dies ist ein
selten präziser Wunsch, der hier platziert wurde. Der Reichtum
Salomons soll ja legendär gewesen sein. Das Wasserbecken hat's
also irgendwie gebracht ... Eine insgesamt sehr gute Idee, zur
Nachahmung empfohlen!

Vor dem Eingang zum Tempel stehen
zwei freistehende Säulen: Jachin und Boas
(Festigkeit und Stärke). Sie sind der Ersatz für die klassischen Menhire als Wächter zum heiligsten Bezirk. Und sie stehen
auch für die Zwillinge: den Sommer- und
den Winterkönig, die jeweils zu ihrer Zeit
im Jahr herrschen. Und diese Säulen bewirken auch, was sie symbolisieren: Festigkeit,
Stärke und Schutz, aber nicht nur für den
Tempel, sondern auch für die ganze Nation.
In der Vorhalle befand sich eine Schlange
aus Eisen. Die Schlange ist ja die Wäch-
terin zur Unterwelt, in irischen Ganggrä-
bern (zum Beispiel Newgrange) wurde sie
am Eingang durch Spiralen dargestellt. Im
Feng Shui steht sie, wie kein anderes Tier,
für Wohlstand, Fülle, Gesundheit und langes Leben. Im Tempel Salomons hat sie

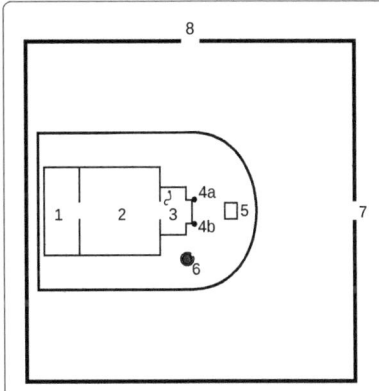

Grundriss des Tempels mit dem Al-
lerheiligsten (1), Tempel (2), Vorhof
mit Schlange (3), den Säulen Jachin
(4a) und Boas (4b), Brandopferaltar
(5), Ehernen Meer (6) und den Eingängen im Osten (7) und Norden (8).

nicht nur das Allerheiligste, sondern auch die vielen Schatz-
kammern sehr erfolgreich bewacht.

Im hintersten Teil des Tempels befand sich die Bundeslade
mit zwei Engeln: Georg Langer schreibt darüber:

„Der Sarg (die Bundeslade) im innersten des Tempels wurde
dabei von zwei Cherubin bewacht, die ihre Flügel schützend
darüber breiteten.[1]"

Die Anhänger der Kabbala haben uns dabei folgende erotische Texte zur Bundeslade hinterlassen:

---

[1]Georg Langer: Die Erotik in der Kabbala, 1989, München Eugen Diede-
richs Verlag, Seite 5

„Die beiden Cherubin hatten ihre Gesichter zueinander gewendet, wie zwei Freunde, die in die Lehre vertieft sind. ‚Denn ein Jüngling ist Israel und ich liebe ihn'" (Hosea 14, 5). R. Jaakob Baal Haturim II,25[2]

Und erotisch geht es weiter: „Wenn die Israeliten an den drei Festen in den Tempel zu Jerusalem kamen, da öffnete man vor ihnen den Tempelvorhang und man zeigte ihnen die Cherubim, wie sie sich innig umschlungen hielten... Als die Barbaren den Tempel betraten, sahen sie die Cherubim, die sich innig umschlungen hielten. Sie schleppten sie auf den Markt hinaus und sagten: Sehet! Israel beschäftigt sich mit derartigen Dingen?! Dann schmähten sie sie."

Die wahre Religion wird in diesem Text von der falschen durch die Heiligung des Eros unterschieden! Das Geheimnis des Tempels ist letztlich der Eros. Und in unserem Fall dient der homoerotische Eros der beiden Engel als Vorbild für die Liebe des Menschen zu Gott und für die vielfältigen Wege der Liebe bei den Menschen. Dass die Homoerotik bei den Juden nicht verachtet war, dafür zeugen noch einige Kapitel im Buch von Georg Langner. Allgemein ist der Eros für die Juden der Bote Gottes, durch welche er die Thora noch vor der Offenbarung durch Moses am Berg Sinai zu den Menschen geschickt hat. Der sexuelle Akt in seiner höchsten Reinheit ist der geheime Urgrund der Thora und der Offenbarung Gottes. Aus der Sicht des Feng Shui gibt es natürlich kaum ein stärkeres Symbol für die Präsenz der guten Mächte und den Schutz vor allem Negativen als zwei schöne Engel. Und zwei in Liebe versunkene Engel symbolisieren den Eros, den mächtigsten und ersten Gott der Welt. Wo Eros herrscht, da winken Freiheit und Wohlstand, das vergessen immer wieder die nervenkranken, sektiererischen Sklaven der gewaltsamen Askese und unnatürlichen Sittlichkeit. In diesen simplen Tatsachen, die helfen, echte Religion von falscher, echtes Feng Shui von schlechtem zu unterscheiden, liegt das Geheimnis der Welt, das Mysterium des Tempels von Salomon,

---

[2]Georg Langer, Seite 5

und auch das des Erfolges mancher Völker.

Der griechische Gelehrte Plutarch weist in seinen Schriften darauf hin, dass viele Aspekte im Kult der Israeliten dem Kult des Dionysos gleichen. Die Stiere waren dem Dionysos ebenso wie Jahwe heilig. Ein weiterer Aspekt ist unter anderem der Gerstenkult[3] und auch die heilige Trunkenheit der Dionysien hat sich in der Tradition der Chassiden bis in die Gegenwart erhalten, sie trinken Wein und tanzen stundenlang miteinander: „So reichen sie einander die Hände, umarmen und küssen Einander, sagen einander ,süßer Bruder!', tanzen... und ihre Liebe kennt kein Ende".[4] Etwas von dieser alten dionysischen, lebensbejahenden Einstellung hat sich im Staat Israel bis heute erhalten. Die Offenheit für den homoerotischen Lebensentwurf, wie er dort anzutreffen ist, wurde oft als Populismus diskreditiert. Jeder, der sich mit jüdischer Tradition auskennt, weiß, wie haltlos dieser Vorwurf ist. Der Gott Dionysos-Jahwe wird heutzutage immer noch in ganz Israel, besonders aber in Tel Aviv gefeiert. Die Juden, das Volk Israel, haben nie missioniert, ein angenehmer Charakterzug mit einem entscheidenden Nachteil: kaum einer weiß etwas über diese Religion, und leider hält es auch kaum jemand für nötig, sich selbst zu informieren. Schade eigentlich. So manchem zwangsmissionierten Christen wäre viel Leid erspart geblieben, wenn unsere Priester, statt selbstgerecht und falsch die Bibel umzudeuten, bei den Produzenten dieser Religion nachgefragt hätten, wie denn die einzelnen Texte zu verstehen seien... Aber das wäre wohl von allzu vielen theologischen Vielwissern viel zu viel verlangt.

Bedauerlich ist es, dass im Tempel Salomons außer Schlangen, Stieren und liebestrunkenen Engeln keine weiteren Bildnisse aufgestellt wurden. Adonai ist einer der vielen heiligen Gottesnamen für den höchsten Gott in Israel. Sein etymologi-

---

[3]Die Gerste war eine heilige Pflanze des Dionysos, denn aus ihr wurde Bier gebraut, und das Pesach-Fest war ein Gerstenerntefest. Robert Ranke Graves, Seite 401

[4]Georg Langer, Seite 71

scher Ursprung liegt dabei im Kult des schönen Frühlingsgottes Adonis. Die Statue eines schönen Jünglings hätte sicherlich dem ganzen Tempelbezirk besonders viel Glanz und Anmut verliehen. Aber nobody is perfect. Der nach Gay-Gesichtspunkten bessere Tempel wurde wohl eher einst in Griechenland erbaut. Zumindest haben ihre überirdisch schönen Jünglinge die Zeiten überdauert und zieren auch heute noch als Götterstatuen unsere Museen, um von uns dort immer noch verehrt und bestaunt zu werden, denn was ist unsterblicher als die Schönheit und die Liebe zu ihr?

5 Feng Shui Basics

5.1 Was ist Feng Shui?

Feng Shui ist nichts anderes als die alte sakrale Baukunst. Schon die ersten Wohnbauten der Vorzeit wurden danach gestaltet. Der Begriff *sakral* ist dabei misverständlich. Es geht nicht darum, eine irgendwie eingebildete Geistigkeit mit esoterischen Begriffen in den Wohnraum zu transportieren, um abstrakte, weltfremde theologische Lehrsysteme architektonisch und strukturell Wirklichkeit werden zu lassen.

Es geht um die Wirklichkeit selbst. Um das Sein, um den Kosmos und um die Feier des Lebens. Alles Leben ist Zyklen unterworfen, dem Aufstieg folgt der Verfall, dem Sonnenaufgang der Sonnenuntergang. Beide Pole des Seins, Geburt und Tod, zu einem Dreiklang des Wiederaufsteigens, der Revitalisierung zu vereinen, ist Aufgabe des Feng Shui. Es kommt darauf an, das Rad der Fortuna, das Schicksalsrad, so in Schwung zu bringen, dass es öfter zu unseren Gunsten als zu unseren Ungunsten ausschlägt. Kurz: Es geht darum, die Mächte des Todes etwas zurückzudrängen, um dem Leben mehr Raum zu geben. Alte Galaxien im Weltraum haben in ihrer Mitte eine schmutzig verfärbte, absterbende Energie. Sie gebären keine kleinen blaugrünen Erbsen mehr (neue Galaxien), haben keine Spiralarme mehr. Sie sind am Sterben. Junge, kräftige Galaxien sind Grünblau, sie gebären Babys, sind frisch und voller unverbrauchter Lebensenergie. Den Wohnraum des Mensch zu so einem frischen, lebendigen Universum zu machen, darum geht es im Feng Shui.

Feng Shui heißt wörtlich übersetzt Wind und Wasser. Tatsächlich sind Wind (gleich Luft, Sauerstoff) und Wasser die beiden wichtigsten Essenzen, die Leben erst ermöglichen. Zu viel

Wind, zum Beispiel in Form eines Orkans, und zu viel Regen sind dabei genauso problematisch wie zu wenig. Es kommt auf das rechte Maß an. Früher hieß Feng Shui *Kan Yu*. Kan heißen die Kräfte des Himmels, Yu heißen die Kräfte der Erde. Es geht darum, die Kräfte des Himmels mit der Erde zu verbinden, die Himmelsmacht, ihre unerschöpfliche Lebensenergie, zur Erde zu bringen und im Wohnraum zu speichern.

5.1.1 Ist Feng Shui eine Wissenschaft oder warum wirkt Feng Shui?

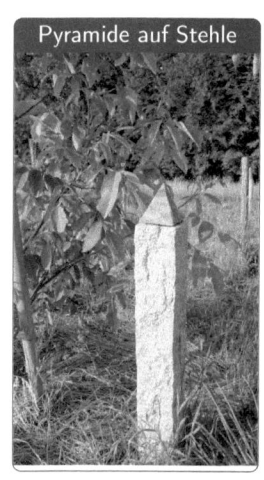

Pyramide auf Stehle

Feng Shui ist eine Grenzwissenschaft, so ähnlich wie die Astrologie, deren Ableger es ist. Es ist kein Fake, dazu habe ich die Wirksamkeit dieses Handwerks zu oft erlebt, und sein Erfolg beruht nicht nur auf der Kraft des Glaubens und des positiven Denkens. Die positive Einstellung ist zwar wichtig, aber es gibt darüber hinaus etwas im Feng Shui, das ihm wissenschaftlichen Charakter verleiht. Diese Agens ist sehr schwer zu bestimmen und dingfest zu machen. In der Astrologie ist es übrigens inzwischen gelungen zu beweisen das die Astrologie eine Wissenschaft ist. Siehe dazu Gunter Sachs, *Akte Astrologie*. Für das Feng Shui steht ein solcher Nachweis leider noch aus. Die geomantische Forschung steht, trotz interessanter Ergebnisse, nach wie vor noch in ihren Anfängen. Es gibt hauptsächlich Erfahrungsberichte über die energetischen Wirkungen, wie zum Beispiel mysteriöse Lichtphänomene innerhalb der alten Steinzeitanlagen.

Eine meiner ersten Forschungsfahrten ging Anfang der achtziger Jahre in die Pyrenäen. Rund um Montsegur, der Gralsburg der Katharer, wanderte ich durch die Wälder entlang der alten Steinzeitanlagen. Die energetischen und metaphysischen Erfahrungen, die ich dort sammelte, haben mich nicht mehr losgelassen, und seither beschäftige ich mich mit Geomantie und Feng Shui. Objektive, interessante Ergebnisse zu diesem

Phänomen hat der Biologe Prof. Philip S. Callahan geliefert, er machte Experimente mit Obelisken und Pyramiden. Und er konnte nachweisen, dass sie Akkumulatoren kosmischer Energie sind und dadurch signifikant zur Bodenfruchtbarkeit beitragen. Siehe dazu: Peter Tompkins, Christopher Bird: *Die Geheimnisse der guten Erde* (1991) Seite 273ff. Nun was dem Boden, den Pflanzen und Tieren gut tut, hilft auch uns Menschen. Die Versuche von Callahan bestätigen das alte Wissen von Vastu und Feng Shui. Dort, wo im Wohnraum energetische Defizite herrschen, ist es gut, Pyramiden oder Obelisken aufzustellen. Damit wird das Energielevel erhöht, der Mensch wird gesünder.

5.2 Der Kosmische Rahmen

5.2.1 Yin und Yang

Alles Leben besteht aus den Spannungen der Polarität, chinesisch heißen diese Kräfte Yin und Yang

Yin steht für:	Yang steht für:
Minuspol	Pluspol
Ruhe	Aktivität
Nacht	Tag
Dunkelheit	Licht
Kälte	Wärme
Feuchte	Trockenheit
Leere	Fülle
Erneuerung	Energieverbrauch
Innen	Außen
Neumond	Vollmond
Schwarz	Weiß
Winter	Sommer
Werden	Sein
Weiches	Festes
Wasser	Feuer
Stagnieren	Wachsen

Jedes Lebewesen, jeder Mensch und auch jedes Wohnhaus besteht aus den polaren Kräften des Yin und Yang. Ein gutes Wohnumfeld zeichnet sich durch ein Gleichgewicht der Kräfte aus. Wer in einer großen, hellen Wohnung mit viel Fensterfläche und Sonneneinstrahlung lebt, kann unter dieser extrem hellen und damit yanglastigen Umgebung Kopfschmerzen bekommen, unter heftigen Gefühlsschwankungen oder gar einem jähzornigen Temperament leiden. Umgekehrt kann eine zu dunkle Wohnung zu Pessimismus, Depressionen und Müdigkeit führen.

Tabelle 5.1 auf der nächsten Seite zeigt eine Liste von Materialien und Accessoires und ihre Zuordnung im Feng Shui.

Gay Shui

Yin	Yang
Stoffe	Glas
Teppiche	Marmor
Vorhänge	Metalljalousien
Kissen	Steinplastiken
Tapeten	Spiegel
Blau	Rot
Grün	Orange
Holzmöbel	Metallmöbel

Tabelle 5.1: Qualitäten von Materialien und Accessoires im Feng Shui

Wenn du unter Müdigkeit und Antriebsschwäche leidest, solltest du versuchen, in deiner Wohnung mehr Gegenstände und Materialien wie Spiegel, Glas, Marmor, aber auch die Farben Rot und Orange einzusetzen. Zu wenig Licht, zu viele Teppiche, eine mit Möbeln vollgestopfte Wohnung bremsen den Chi-Fluss und sorgen für Lethargie. Solltest du jedoch recht aggressiv sein, kaum zur Ruhe kommen, schnell ungeduldig werden und ständig unter Strom stehen, kann das an einem Übermaß an Yang-Energie in der Wohnung liegen. Bringe in diesem Fall mehr Blau- und Grüntöne ein. Besorg dir Lampen, an denen du die Helligkeit regulieren kannst, und dämpfe öfter mal das Licht. Bedecke den Steinfußoden mit einem Teppich. Statt Metalljalousien nutze Vorhänge. Generell sollte bei folgenden Symptomen überlegt werden, die Wohnung mehr mit Yang-Energie auszustatten: Pessimismus, Einsamkeit, Kummer, Unsicherheit, Hilflosigkeit, chronische Müdigkeit. Mehr Yin-Energie brauchst du bei: Aggressivität, Anspannungen, Ärger, Bluthochdruck, Hektik, Unruhe, Ungeduld, Unfähigkeit sich zu entspannen, Schlafstörungen.

5.2.2 Der Jahreskreis im Feng Shui

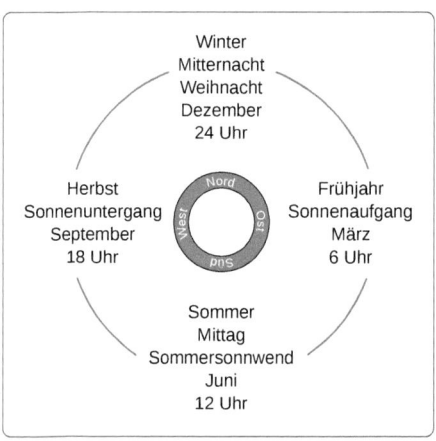

Der Tages- und Jahreskreis dient als Orientierung in Raum und Zeit. Er ist die Grundlage für die Zuordnung aller Qualitäten und Entwicklungen im Feng Shui. Im Osten geht täglich die Sonne auf. Der Tageszeit des Morgens, des Tagesbeginns, entspricht die erste Zeit des Jahres: das Frühjahr. Deswegen werden Frühjahr und Tagesbeginn im Jahreskreis dem Osten zugeordnet. Seine Energien sind frisch und lebendig, alles grünt und sprießt. Die Pflanze, das wachsende Holz ist daher das Symbol für die Chi-Kraft, die hier aktiv ist. Die Farbe des Ostens ist Grün. Und da das Rad des Lebens im Uhrzeigersinn läuft, pflanzt sich die Grünkraft, das Chi des Holzes, vom Osten nach Südosten fort.

Doch im Süden kommt dann die Glut und Hitze des Mittags und des Sommers, und damit das Chi des Feuers. Das Gegenstück zur Hitze des Südens ist die Kälte des Nordens. Aus dem Norden kommen die kalten Nordwinde. Im Norden liegen die mit Eis und Schnee lange bedeckten Berge. Und je weiter wir nach Norden kommen, desto mehr wächst (zumal zur Winterszeit) die Dunkelheit. Finsternis, Nacht, Winter und der Berg, der Wasser spendet, sind die Themen des Nordens. Seine Farben sind Dunkelblau und Schwarz. Die Tageszeit des Nordens ist Mitternacht, die Jahreszeit der Winter.

Der Westen ist das Gegenstück zum Osten, die Richtung des Sonnenuntergangs und des Herbstes, sein Element ist das Metall. Mit der Dämmerung erscheint der metallene Glanz, die bleiche Strahlkraft des Mondes am Himmel. Im Norden manifestiert sich wiederum das Gegenstück zum im Süden herrschenden Feuers.

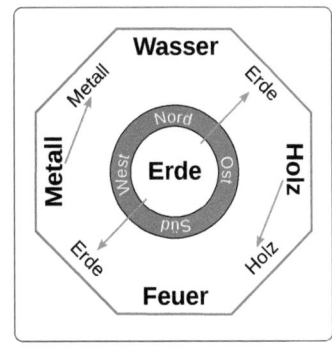

Das Chi der Erde thront in der Mitte, dort stabilisiert es die Welt und breitet sich nach Nordosten und Südwesten aus, um die Erdachse zu bilden, die den Aufstieg der grobstofflichen zur feinstofflichen Materie und den umgekehrten Weg, die Wiedergeburt, ermöglicht.

5.2.3 Der Kreislauf der Elemente

Der Kreislauf der Elemente, besser gesagt der Arten des Chis, ist eine der wesentlichen Grundlagen und wichtigstes Arbeitsgerüst im Feng Shui. Die Regeln, die sich daraus ergeben, werden mannigfaltig angewandt, um Störzonen zu entschärfen oder positive Aspekte zu verstärken.

Holz ernährt das Feuer, denn man kann ja mit Hilfe von Holzscheiten ein wunderbares Feuer entfachen. Das Feuer verbrennt das Holz zur Asche, die Asche mit ihren Mineralstoffen ist die Grundlage der Erde. Feuer gebiert also die Erde. In der Erde wächst dann ähnlich den Kristallen das Metall, denn Metall kommt immer eingeschlossen im Gestein vor, entwickelt sich sozusagen aus dem Fels. Das Metall verflüssigt sich zu Wasser

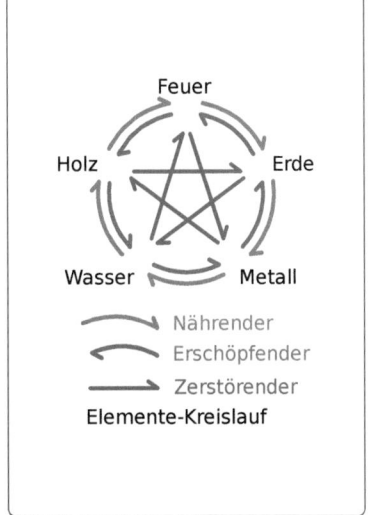

und Wasser wiederum nährt das Holz, denn ohne Wasser gibt es kein grünes Leben. Man nennt das Ganze den nährenden Kreislauf und der ist wichtig. Da Wasser das Holz nährt ist es immer gut im Osten oder Südosten Wasser einzubringen, das hilft das Chi des Holzes und die damit im Zusammenhang stehenden Ziele wie Kreativität und Wachstum zu fördern. Da Holz das Feuer nährt stehen Pflanzen auch gut im Süden, um diesen Sektor zu stärken und für Ruhm und Anerkennung - die Qualitäten des Südens - zu sorgen. Und da Feuer die Grundlage für die Erde ist, kannst du mit Feuer und Licht besonders gut den Südwesten, Nordosten und die Mitte des Raumes stärken. Erde gebiert und stärkt die Metallenergie. Steine und alles, was das Erdelement symbolisiert, können nicht nur gut im Südwesten, der Mitte und im Nordosten untergebracht werden, um das Chi der Erde zu stärken, nein, sie stärken auch das Metall-Chi, das im Westen und Nordwesten residiert. Wir können also in Vier Himmelsrichtungen und im Zentrum schöne Steine platzieren und damit das Energielevel deutlich heben. Ich denke, das ist unbewusst mit ein Grund, warum viele Leute gerne Steine sammeln und im Haus platzieren. Steine geben einfach Power und am richtigen Platz gute Energien.

Weiter haben wir noch den erschöpfenden Kreislauf und den zerstörenden. Beide solltest du kennen. Diese Kreisläufe brauchen wir, wenn das Bedürfnis besteht, das manchmal zu starke Chi eines Sektors zu mildern oder gar massiv zu schwächen.

Der erschöpfende Kreislauf läuft entgegen dem Uhrzeiger. Da Erde Metall nährt, wird sie von ihm sozusagen ausgesaugt, so wie ein Kind die ganze Milch aus der Brust seiner Mutter beim Stillen holt. Wenn wir zum Beispiel den Sektor Südwesten, der dem Erdelement untersteht, schwächen wollen, dann geben wir dort Metallobjekte hin. Das könnte dann der Fall sein, wenn deine Mutter bei dir im Haus wohnt und sie dich tyrannisiert. Der Südwesten ist der Ort der Patriarchin, der Clanältesten bzw. der Mutter. Wenn sie übermächtig und anstrengend ist, dann muss der Südwestsektor entsprechend Beachtung finden und im Zweifelsfall entstört werden. Metall erschöpft die Erde, Erde erschöpft das Feuer, Feuer erschöpft das Holz, Holz erschöpft das Wasser und Wasser erschöpft das Metall. Mit Hilfe dieser Regel lässt sich so manche Disharmonie beseitigen. Diese

Regel ist übrigens auch der Grund, warum zum Beispiel Wasser im Nordwesten oder Westen, der Richtung der Metallenergie, oftmals sehr negativ wirkt. Siehe hierzu meine Ausführungen bei den Fallbeispielen zu Liberace.

Grundsätzlich ist es wichtig, die Gesetze des erschöpfenden Kreislaufs zu kennen, wenn eine Chi-Art geschwächt werden muss. Für stärkere Probleme gibt es dann noch den zerstörenden Zyklus. Den setzen wir ein, wenn alle Stricke reißen. Wasser löscht das Feuer. Metall (sozusagen die Axt im Walde) zerschneidet das Holz. Erde verschmutzt das Wasser und Holz saugt alle Inhaltsstoffe der Erde auf, sodass ohne Nachschub von Mineralien (Holzasche) die Erde tot und leer wird. Nun hat jede Himmelsrichtung ihre positiven und negativen Aspekte. Ein überbetonter Nordwesten (Eingang im Nordwesten, Erweiterung im Nordwesten) kann zu einem Tyrannen als Hausgenossen führen, die Besänftigung des Nordwestens mit Hilfe der Wasserenergie (erschöpfender Kreislauf) kann da unter Umständen nichts oder nur zu wenig bewirken. In einem solchen Fall sollte man zum zerstörenden Zyklus greifen und Accessoires im Nordwesten der Wohnung einsetzen, die das Element Feuer repräsentierten. Ideal sind neun rote Kerzen. Allerdings müssen die dann auch angezündet werden. Bei einem solchen Vorgehen besteht die Gefahr, dass die positiven Eigenschaften, die der Nordwesten fördert, wie Struktur, Führerschaft und Organisation, leiden und du ganz konfus wirst, da einfach das entsprechende Chi in deiner Wohnung zu sehr ausgebremst wird. Also immer mit Fingerspitzengefühl an eine solche Sache herangehen. Zuviel des Guten ist dann doch nicht immer wunderbar.

5.2.4 Das Lo Shu Quadrat oder im Anfang war die Schildkröte

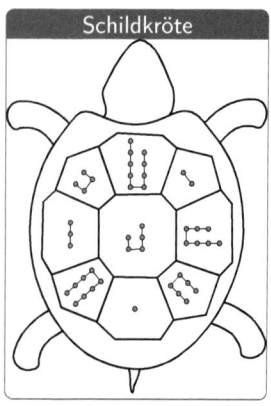

Die Legende berichtet, dass vor 5000 Jahren eine Schildkröte aus dem geheimnisvollen Fluß Lo stieg. Huang Di, der Gelbe Kaiser, beobachte das Tier. Auf jedem seiner neun Panzerplatten waren Zahlen in Form von Punkten angeordnet.

Huang Di erkannte darin die kosmische Ordnung, denn die Quersumme des magischen Zahlenquadrats, das sich auf dem Rücken der Schildkröte befand, ergab immer 15. 15 ist die Quersumme der kosmischen Ordnung. Dies deshalb, weil es 15 Tage vom Neumond bis zum Vollmond dauert. Die Zahl 15 steht also für den Mondzyklus.

Im hebräischen Raum wurde das magische Quadrat als Siegel des Saturn bezeichnet, es entspricht in der Kabbala, der jüdischen Geheimlehre, dem 10. Sephirot (Malkuth) und damit dem Reich der Natur und der Welt der Erscheinungen, also der erschaffenen Welt, in der wir alle wohnen. Vermutlich ist das heilige Quadrat sogar ursprünglich in Israel entstanden, denn es entspricht mit seiner Zahl 15 - sicherlich nicht zufällig - dem Gottesnamen Jahwe. Im indischen Vastu verwandelte man das Quadrat zum Sonnenzeichen. Aber ursprünglich steht das Quadrat für die Energien des Mondes. Jenem Planeten, der für Gefühle, für Gemüt und Tiefe sorgt. Eigenschaften also, die das Leben ausmachen und uns und alle Lebewesen von reinen Maschinen unterscheidet. Die Schildkröte als Mondenkind gilt im Feng Shui als besonders glückbringender Bote des Himmels. Das Zahlenquadrat der Schildkröte, genannt Lo Shu, gilt als besonders wirkmächtig. Der Kopf der Schildkröte wird dem Süden zugeordnet. Ferner wird jeder Himmelsrichtung ein Element zugeordnet. Diese Zuordnungen werden in Abbildung 5.1 auf der nächsten Seite gezeigt.

Kombinieren wir die Zahlen mit den Elementen, dann haben wir eine mächtige Feng Shui-Methode, um die Energien des

6 NW	1 N	8 NO
7 W	5	3 O
2 SW	9 S	4 SO

Metall NW	Wasser N	Erde NO
Metall W	Erde	Holz O
Erde SW	Feuer S	Holz SO

(a) Zuordnung der Zahlen   (b) Zuordnung der Elemente

Abbildung 5.1: Zuordnung der Himmelsrichtungen für Zahlen und Elemente

Wohnraumes zu harmonisieren.

Süden. Stelle hier zum Beispiel neun rote Kerzen auf, weil die Neun die Zahl und das Feuer das Element des Südens ist. Dies sorgt für Ruhm und Anerkennung.

Südwesten. Stelle zwei Gegenstände aus Kristall oder zwei schöne Steine in den Südwesten, weil die Zwei die Zahl des Südwestens ist und das Kristall oder die Steine dem Element Erde angehören. So stärkst du deine Partnerschaft und bringst Harmonie und Fortschritt in dein Leben.

Westen. Gib sieben Münzen in einem Rahmen in den Westen, weil dort die Sieben steht und das Metall das Element des Westens ist. Eine solche Maßnahme sorgt für Kreativität, Vergnügen und Romantik im Leben, aber auch Zufriedenheit und ein gutes Einkommen.

Nordwesten. Hänge ein Windspiel mit sechs Röhren in den Nordwesten, weil dort die Sechs steht und das Element Metall vorherrscht. So entwickelst du innere Reife, Führungskompetenz und gewinnst für dich Förderer und gute Chefs.

Norden. Gib ein Wasserobjekt (zum Beispiel einen Zimmerbrunnen) in den Norden. Im Norden steht die Zahl Eins, das Element des Nordens ist das Wasser. So gewinnst du mehr Spaß am Sexleben, außerdem werden Gesundheit, Unabhängigkeit und deine Karriere gefördert.

Nordosten. Bringe acht schöne, runde Kristalle in den Nordosten. Dort steht die Acht und es herrscht das Element Erde. Diese Maßnahme hilft dir, dich zu konzentrieren und deine Ziele zu erkennen und durchzusetzen.

Osten. Stelle drei Pflanzen in den Osten, denn die Drei ist die heilige Zahl des Ostens und Pflanzen stärken die Energien dieses Sektors. Dies gibt dir Selbstvertrauen und verleiht dir Vitalität und Gesundheit.

Südosten. Gib vier Pflanzen in den Südosten. Die Zahl Vier und das Element Holz bestimmen den Raum im Südosten. So bringst du Erfolg, Wohlstand und Harmonie in dein Leben.

Das Arbeiten mit dem Lo Shu Quadrat stellt eine der einfachsten und vielfach sehr erfolgreichen Methoden des Feng Shui dar. Probiere es einfach mal aus. Eine kurze Zusammenfassung der wichtigsten Aspekte der einzelnen Himmelsrichtungen bietet Abbildung 5.2 auf der nächsten Seite.

5.3 Götter, Helden, Jungs und Goethe

Im Feng Shui wird jede Himmelsrichtung entsprechend seiner Eigenschaften einem Planeten und damit einer Gottheit und auch einem mythischen Helden zugeordnet. Wer es mag, kann daher wunderschöne Statuen des entsprechenden Helden oder der entsprechenden Gottheit in einem bestimmten Sektor aufstellen. Es gibt zum Beispiel in der Nähe von Berlin einen recht schönen Shop mit Gipsstatuen, Kopien von großartigen römischen und griechischen Kunstwerken. Goethe hat ja sein Stadthaus in Weimar mit Gipsabgüssen vollgestopft. Allein im Treppenhaus stehen vier nackte Jungs. Ich finde das hat was. Schöne, erotische Figuren bringen Freude ins Leben und aus der Sicht des Feng Shui Freundschaften, Glück und Erfolg.

Freunde Förderer Organisation Führerschein Selbstkontrolle	Karriere Unabhängigkeit Vitalität Potenz innere Kraft	Motivation Kampfgeist klarer Kopf Sieg Verstand
Kreativität Romantik Freude am Leben Einkommen	NW N NO W O SW S SO	Selbstvertrauen Durchsetzungs- fähigkeit Gesundheit Aktivität
Fortschritt Partnerschaft praktisches Denken Rationalität	Ruhm Anerkennung Erfolg soziales Leben	Wohlstand Harmonie Wachstum

Abbildung 5.2: Aspekte der einzelnen Himmelsrichtungen

By the way, im Grunde sind fast alle Kerle und Girls der griechischen Mythologie Fruchtbarkeitsgötter. Denn auf Fruchtbarkeit, Fülle und Reichtum läuft bei unseren Vorfahren und auch im Feng Shui alles hinaus. Junge, virile Burschen passen besonders gut in den Norden, Osten, Südosten und Süden. Androgyne Schönlinge symbolisieren besonders die Vollkommenheit, den perfekten Himmel, und stehen daher extra gut im Norden und Südosten. So steht der recht feminin wirkende Bacchus besonders gut im Südosten, der etwas zwittrige Merkur im Norden. Bei Goethe standen Antinous und Bacchus als androgyne Schönlinge übrigens im Brückenzimmer, zusammen mit einem Jünglingstorso. Das ganze Brückenzimmer war auch mit seinen Ornamenten und Deckengewölbe direkt ein der Antike nachempfundener Tempel des Bacchuskultes. Allgemein sind alle bartlosen Jungs für die Griechen Frühlingsgötter, für Goethe bedeutete jede neue Statue von selbigen ein gutes Omen. Jungs bringen Glück.

Potenziere dein Glück

Der erwachsene, reife Mann, der auf ein erfolgreiches Leben zurückblickt, ist mehr etwas für den Westen und Nordwesten, den Bereichen des Sonnenuntergangs und damit symbolisch der Vollendung. Herkules als Muskelprotz mit Bart in der Mitte seines Lebens passt gut hierher, überhaupt jede Statue eines erfolgreichen Typen, wie die des Kaiser Augustus, König Friedrichs des II. oder auch Alexander des Großen. Ideal ist dabei eine Reiterstatue der besagten Kerle. Goethe hatte in seinem Nordwestzimmer das große, alles beherrschende Bild des Herzogs von Urbino untergebracht. Deswegen heißt dieses Zimmer auch Urbinozimmer. Der Herzog war sein Vorbild, denn ähnlich wie dieser musste er lernen, trotz aller Staatsgeschäfte und gesellschaftlichen Verpflichtungen noch Zeit für das Große und Bleibende: seine Dichtkunst, zu finden.

Gut in den Nordwesten passt auch eine Statue des Atlas. Er ist ja der älteste namentlich bekannte Herrscher der Geschichte. Er regierte das legendäre Atlantis, und somit die ganze damals bekannte Welt, und er stemmt sie sozusagen symbolisch auf seinem Rücken. Er trägt erfolgreich die Last und die Lust der Welt, als da sind: Regierungsgeschäfte, Erfolg, Herrschertum, Macht.

Während der männliche Zyklus mehr im Norden und Nordosten beginnt und im Nordwesten endet, beginnt der weibliche Zyklus, der den Mondkräften zugeordnet wird, mehr im Westen. Im Nordwesten regiert die Frau als Artemis, als jugendliche Jägerin, im Osten und Südosten als fruchtbare Frau im mittleren Alter, als Venus oder als Demeter von Ephesus mit ihren vielen Brüsten, um als weise, alte Frau (Göttin der Barmherzigkeit) im Südwestsektor den Lebenskreis zu vollenden.

In Goethes Garten am Frauenplan steht im Südwesten übrigens die Statue der Venus, einer Frau im mittleren Alter. Auch diese Statue passt dorthin sehr gut, war doch seine langjährige Geliebte und spätere Ehefrau Christiane Vulpius keine alte Matriarchin, sondern, da sechzehn Jahre jünger als Goethe, in der Blüte ihres Lebens stehend, sozusagen eine lebende Venus,

Mond Artemis, Alexander der Große, Ganesha Atlas	Merkur Pan, Schwarze Madonna, Isis	Jupiter Athene, Ganymed, Chiron
Saturn Poseidon, Cerunnos mit Schlangen, Wotan, Herkules	NW N NO W O SW S SO	Sonne Apollo, Laxmi, kreitsche Rhea, Artemis von Ephesos, Venus von Willendorf, Thor, Freya
Erde Kuan Yin, Madonna mit Jesuskind, Castor und Pollux	Mars Tyr, Pegasus, Achill, Theseus, Bellerophon, Siegreiche Helden	Venus Bacchus, Eros

Abbildung 5.3: Zuordnung von Mythologischen Gestalten, Planeten und Himmelsrichtungen

die als Chefin dem Haushalt am Frauenplan vorstand.

Abbildung 5.3 zeigt eine Liste von Zuordnungen von Göttern zu den Himmelsrichtungen. Ich habe mich dabei vor allem an die griechische Mythologie gehalten. Im Nordwesten erwähne ich allerdings ein Objekt der indischen Fantasie: Ganesha. Er ist der Gott der Kaufleute in Indien, dort also sozusagen das Pendant zu Merkur. Da ich aber Männer und Jungs mit Elefantenkopf hauptsächlich hässlich finde, ist so etwas eher nicht mein Ding. Ebenso wenig wie die ägyptischen Götter mit ihren Schakals- und Eselsköpfen. Aber wie so oft ist das natürlich Geschmackssache. Goethe hatte nebenbei bemerkt in seinem Gartenhaus Sphinxen herumstehen gehabt. Alte Fotos zeigen das. Heute sind sie leider verschwunden. Sphinxen ersetzen den Drachen, Fu Hunde, Drachenhunde (Pi Yao), Drachenpferde und andere mythologische Wesen des Feng Shui. Sie sind heilige Tiere und geben Schutz vor negativen Energien. Ein Liebhaber der

Vater Männer ab 46 Jahre	mittlerer Sohn 16-30 Jahre	jüngster Sohn bis 15 Jahre
jüngste Tochter bis 15 Jahre	NW N NO W O SW S SO	ältester Sohn 31-45 Jahre
Mutter Frauen ab 46 Jahre	mittlere Tochter 16-30 Jahre	älteste Tochter 31-45 Jahre

Abbildung 5.4: Zuordnung der Familienmitglieder zu den Himmelsrichtungen

Griechischen und der Weimarer Klassik darf also ruhig Sphinxen aufstellen, auch das gibt sehr gute Energien. Wer Goethes Stadtwohnung besucht, wird eine Menge Feng Shui-Anregungen entdecken.

Zu guter Letzt noch die Zuordnung von Geschlechtern, Lebensaltern und sozialer Funktion in der Familie, wie sie das Feng Shui sieht (Abbildung 5.4). Das Ganze ist natürlich nur als grobe Orientierung gedacht. „Alles fließt", um es mit Heraklit zu sagen. Dennoch, als Kerl handelst du nie verkehrt, wenn du deinen Eingang oder dein Schlafzimmer im Osten oder Nordwesten wählst, also jene Bereiche des ältesten Sohnes und des Familienoberhauptes sind für alle Männer, egal ob jung oder alt, besonders günstig. Für die Frau gelten die Bereiche Südwesten und Südosten als ideal. Goethe und Kaiserin Maria Theresia haben mit ihrer Wohnkultur bewiesen, dass an dieser Einschätzung durchaus etwas dran ist.

5.4 Farben - Lichtenergie pur

Farben sind, wie es Goethe so schön sagte, Taten des Lichtes.
Sie besitzen sehr viel Energie und gelten als mächtiges Mittel
im Feng Shui, um Räume und Menschen zu heilen. Die moder-
ne, westliche Forschung bestätigt diese positive Einschätzung.
Farben wirken durch ihre Frequenzen. Auch Blinde werden in
einem Raum, der Rosa gestrichen ist, ruhiger, ihr Herzschlag
wird messbar genauso ruhig, wie der von Menschen, die die
Farbe sehen können. Dies ist ein deutlicher Beweis für die phy-
sikalische Wirkung von Farben. Also nix wie ran an die Farben.
Es folgt eine Auflistung von Farben und ihren ganz speziellen
Wirkeigenschaften. Farben bringen Leben, mehr noch sie sind
Leben. „Am farbigen Abglanz haben wir das Leben", ein Zitat,
das - wie sollte es anders sein - von Goethe stammt. Recht hat
er, lass dich von den folgenden Seiten inspirieren.

5.4.1 Gelb - Die Farbe der Schwulen, Götter und Kaiser

Gelb ist die Farbe der Sonne, sie steht für Heiterkeit, Sorg-
losigkeit und Lebensfreude. Wer Gelb als Lieblingsfarbe hat,
sprüht vor Ideen und hat viel Humor. Wenn du dich leicht ein-
schüchtern lässt, Kritik fürchtest, im Leben eher erfolglos bist,
dann versuche, mehr Gelb zu tragen. Gelb hilft gegen Lethargie, macht dich geistig wach und aktiv. Es ist die ideale Farbe
für Lernende und Studierende.

Im alten China war Gelb die Farbe des Herrschers und symbolisierte Weisheit, Fülle und Wohlstand. Gelb bedeutet immer
Gutes. Wer gelb trägt, fühlt sich wohl in seiner Haut. Gelb im
Wohnzimmer fördert Glück und Kommunikation. In der Küche harmonisiert es die Feuerenergie und hilft bei der Verdau-
ung. Doch Vorsicht - Gelb regt auch den Appetit an! Wer eine
Schlankheitskur machen will, sollte gelbe Farbtöne lieber meiden.

Für lichtarme Räume gibt es nichts besseres als diese Farbe.
Wer krank ist und schnell genesen will, sollte mehr Gelbtöne in

sein Leben bringen. Krankenzimmer, Schulen und auch Lern-
zimmer (Bibliotheken) profitieren sehr von der Farbe.
Bei uns ist Gelb sehr negativ belegt. Das hat vermutlich wieder einmal christliche Wurzeln. Dionysos und Apollo, die Götter
der (Lebens)Lust und Weisheit sind Sonnenjünglinge, ihre Farbe ist das Gelb. So etwas mag die Kirche nicht. Ketzer (und
damit auch Schwule), Juden, Prostituierte, kurz alle Geächte-
ten wurden im Mittelalter mit der Farbe Gelb belegt, muss-
ten gelbe Armbinden tragen, wurden mit gelben Kreuzen auf
der Brust auf den Scheiterhaufen geführt, bekamen (vorher) die
Tür zu ihrer Wohnung mit gelber Farbe beschmiert. Während
also in China Gelb die Farbe der Sonne und damit des Kaisers
war, war es bei uns die Farbe des Gesetzlosen, des Verachteten.
Das wirkt immer noch nach... So ist es kein Wunder, dass nur
5% der Männer bei uns im Westen Gelb mögen. Genauso oft
übrigens wie Rosa. Ich kenne einen sehr erfolgreichen Herstel-
ler von moderner, schicker Berufskleidung für „harte" Männer.
Es wird eine breite Farbpalette angeboten. Gelb suchst du da
bei Sweatshirts und anderen Kleidungsgegenständen meistens
vergebens. Außer als Warnweste natürlich! So wirkt das Mittelalter nach. Chinesen lieben Gelb und es passt auch gut zu
Rosa, denn die Leichtigkeit des Gelben steigert das Rosa. Gelb
und Rosa, das ist eine Kombi, die für Empfindsamkeit steht.
Nix für harte Kerle, eher was für Typen die wach, aufmerksam
und damit erfolgreich durchs Leben gehen wollen.

5.4.2 Rot - Die Farbe der Leidenschaft

Im Feng Shui ist Rot die mächtigste Farbe überhaupt. Sie besitzt sehr viel Yang-Energie und steht für Erfolg, Wohlstand,
Ruhm und Anerkennung. Rot macht selbstbewusst, es regt die
Sexualhormone an und ist damit die Farbe der Liebe schlechthin. Wer im Leben Schwierigkeiten damit hat, sich durchzusetzen, sollte diese Farbe tragen. Rot stärkt Tatkraft und Willen und schützt vor Unglück. Die Farbe Rot vertreibt schlechte Energien und hebt das Energieniveau. Morgenmuffel sollten

mehr Rot tragen.

Zuviel Rot führt dagegen zu Nervosität, es putscht auf wie Kaffee. Das rechte Maß ist gerade bei dieser Farbe sehr wichtig. Auch in den Räumen sollte es mit bedacht eingesetzt werden. Fehlendes Rot in Wohnung und Kleidung ist ein Zeichen für Erschöpfung. Vielleicht bist du auch krank und übermüdet. Gönne dir in einem solchen Fall mehr Schlaf, ernähre dich bewusster und schenke dir selbst mal einen Strauß roter Blumen.

5.4.3 Rosa - Die Farbe für souveräne, überirdisch schöne Jungs

Wer Rosa Kleidung trug, Mode hin oder her, wurde, so habe ich es wenigstens noch in den Neunziger Jahren erlebt, oftmals homoerotischer Neigungen verdächtigt. Rosa war lange Zeit die Farbe der schwulen Jungs. Wer zu seiner Veranlagung stehen wollte, signalisierte dies zu dieser Zeit gerne mit Rosa Kleidungsstücken. Der Buchtitel: „Rosa Zeiten für rosa Liebe, Zur Geschichte der Homosexualität" von Helmut Blazek und die *Rosa Liste* in München, eine Wähler-Vereinigung von Schwulen und Lesben, sind ein Nachhall dieses alten Klischees.

Doch Pink ist heute dank der Erkenntnisse der Farbenpsychologie nicht mehr so tabuisiert wie früher. In den USA gehen Geschäftsleute dazu über, Firmenräume rosa zu streichen. Denn Rosa hilft, Stress und Disharmonien abzubauen, nachweislich sollen sogar Blinde in rosa Räumen ruhiger werden. Vor dem neunzehnten Jahrhundert war Rosa die Farbe der jungen Burschen und Knaben. Rot ist die Farbe der Kerle, der Krieger, die andauernd vor Zorn und Aggressivität „Rot sehen", Rosa als sanftes Rot ist sozusagen ein Kerl im Werden. Jesus trägt vermutlich deshalb auf sämtlichen alten Gemälden ein rosa Gewand (und vermutlich nicht etwa deswegen, wie manche spekulieren, weil man ihn für schwul gehalten hat). Rosa steht für Herzenswärme, Sanftmut, Sensibilität und Mitgefühl und so ist es kein Wunder dass es die Farbe der Verliebten ist. Es soll sogar die körperliche Liebe in Herzensliebe verwandeln. Rosa ist sozusagen die Farbe der überirdischen Liebe, der überirdischen Schönheit.

Wer die Farbe Rosa liebt, strebt nach geistiger, innerer Liebe, nicht nach dem Fick für den Augenblick! Wer hätte das gedacht? Da verdächtigt die (homophobe) Gesellschaft den Schwulen, nur promisk und verantwortungslos zu sein, und dann wird ihm von eben dieser Gesellschaft eine Farbe als Stigma zugeordnet, die für Treue und echte Herzensliebe steht. Logik und Rationalität war eben noch nie eine Sache von Fanatikern.

Rosa eignet sich in der Wohnung besonders für das Kinderzimmer, fürs Bad und für das Schlafzimmer. Heute gilt das schwache Rot bei einigen Kitschdesignern immer noch als die Farbe für das schwache Geschlecht. Und so wird allenthalben und unentwegt ein rosa Kleidchen und ein rosa Zimmerchen für das Töchterchen empfohlen. Dennoch, Rosa ist eine super Farbe! In der Öffentlichkeit wird sie in den USA allgemein in Therapiezentren und dort vor allem von Familientherapeuten eingesetzt. Wer weiß, wie viele Familiendramen und Amokläufe diese Farbe dort schon abgewendet hat! Rosa fördert die Selbstheilung, ist also ideal für Wartezimmer und Aufenthaltsräume. Und Rosa, vor allem auch in Form seiner kräftigen Variante, dem Magenta, macht auch selbstsicherer, souveräner, fördert das Organisationstalent und erweckt Tote zum Leben. Also wenigstens ein Klacks Rosa täte schon auch manchem trantütigen Hetero-Boy gut.

5.4.4 Blau - Erfüllung und Glückseligkeit

Es gibt wohl kaum eine Farbe, die nicht verdächtigt wurde, schwul zu sein. Auch Blau gehört dazu, die Franzosen sprechen von L'Amour Bleu, von Blauer Liebe. Auch manchem Ami ist heutzutage noch ein Boy als schwul verdächtig, der Blau trägt. Allen kann man es eben nicht recht machen. Vielleicht haben es manche Schwule einfach zu bunt getrieben, so dass keine Farbe mehr für Heteros übrig blieb. Nicht von ungefähr ist ja der Regenbogen mit allen Farben das Erkennungszeichen der schwulen Community seit den siebziger Jahren.

Blau ist die Farbe der Sehnsucht, sie lenkt ab vom Treiben der äußeren Welt und geht den Weg des Geistes, denn der Himmel ist Blau. Und so steht Blau auch für den Wunsch nach Glückseligkeit und nach sexueller Erfüllung. Allgemein hat Blau etwas stilles, beruhigendes, entspannendes, es verschafft Gefühle des Wohlbefindens. Blau passt daher besonders gut ins Schlafzimmer, ins Bad und in die Küche. Im Schlafzimmer hilft Blau, Ruhe und erholsamen Schlaf zu finden. Pulsschlag und Blutdruck werden beruhigt. Für Finanzämter oder Rechtsanwaltskanzleien ist helles blau recht günstig. Es hilft den Gemütern, ruhig zu bleiben. Und natürlich profitiert eine Wellness-Oase ebenso von der entspannenden Wirkung eines blauen Anstrichs. Auch gegen Süchte und Entzündungsprozesse soll die Farbe Blau gut wirken.

Blau verschafft Ruhe und Stärke. Fehlt Blau in deiner Wohnung oder Kleidung, dann fühlst du dich vermutlich von dir nahestehenden Personen zu wenig unterstützt oder vernachlässigt. Das Ablehnen einer Farbe ist oft ein Zeichen dafür, dass wir die Frequenz gerade dieser Farbe brauchen. Blau gibt dir Unterstützung, es ist die Farbe der Integrität, der Ruhe, des Selbstvertrauens, es weckt in dir Führungseingenschaften und hilft dir, ruhig und gelassen nach vorne zu blicken. Wenn du unter Druck stehst, dann trage Blau.

Blau hilft auch am besten gegen Menschen, die anderen Energie rauben, den sogenannten Energievampiren. Und wer kennt sie nicht, Personen die einen zuquasseln, und danach ist man einfach nur noch schlapp und leer. Trage Blau, um dagegen gewappnet zu sein.

5.4.5 Violett - Das Purpur der Antike

Aus Purpurschnecken hergestellt, war es die kostbarste und teuerste Farbe, und nur Kaisern und dem Hofstaat vorbehalten. Violett steht daher für Herrschertum und Macht.

Im Feng Shui gilt es als glückbringender als Rot, es fördert

Achtung und Anerkennung. Eine alte chinesische Redewendung lautet: Er ist so rot dass er violett ist. Das bedeutet, dass derjenige fast jenseits dieser Welt ist. Wer violettes Chi hat, ist ein mächtiger, wohlhabender und glücklicher Mensch, voller Adel und hoher Gesinnung. Im Feng Shui gibt es nichts besseres, als einen violetten Lampenschirm in den Süden der Wohnung zu geben, um Ruhm und Anerkennung zu erlangen. Ein violetter Wandanstrich im Norden fördert das Karriereglück über alle Maßen. Violett ist auch die Farbe der Mystik, der mystischen Vereinigung. Denn diese Farbe ist die Kombination von Rot und Blau, von Feuer und Wasser, von Mann und Weib, und steht damit für geschlechtliche Vereinigung, für den Orgasmus aber auch für die Androgynie.

Les violets heißen die Schwulen auf französisch, vielleicht, weil Violett die Farbe der höchsten Lust und Wonne ist. Im sinnlichen Jugendstil war es die Farbe der *femme fatal*, und von dort ist sie wohl zur Frauenbewegung gekommen, heute ist Violett die Signalfarbe des Feminismus schlechthin.

Psychologisch hat violett eine reinigende Kraft, hilft dabei, der inneren Stimme zu lauschen und inspiriert zu sein. Es ist auch die Farbe der Transzendenz, der Liebe und der geistigen Vollkommenheit. Violett fördert Kreativität, mildert Sorgen und Stress, lässt dich innere Ruhe finden und schenkt dir ein Gefühl der Sicherheit. Violett in der Kleidung hilft dir, dich vor übermäßigen Anforderungen anderer Menschen zu schützen.

Wer Violett liebt, ist oftmals geistig sehr rege, analytisch scharfsinnig, spirituell und äußerst intuitiv. Wer Violett ablehnt, zeigt damit oft, dass er sich von anderen Leuten schikaniert, unterschätzt oder ignoriert fühlt. Vermutlich geht es vielen so. Ist in unserer nach wie vor patriarchalen Gesellschaft sicherlich auch ganz normal. Violett gehört deshalb auch zu den am stärksten abgelehnten Farben. Die meisten können es sich aufgrund ihrer persönlichen und beruflichen Situation einfach nicht leisten, violett zu sein. Violett ist ja auch die Farbe der Zauberer, der Magier, jener also, die die Welt im Griff haben und mit ihrem höheren Selbst in Verbindung stehen.

Wenn du Violett ablehnst, dann empfehle ich dir folgende Affirmation:

Ich erkenne, dass es eine höhere Kraft gibt, die mich in allen Lebenssituationen unterstützt und mich an mein Ziel führt.

Da Violett eine geistige, vergeistigende Farbe ist, kann aber auch zu viel davon lusttötend wirken. Sinnvoll ist sein Einsatz in der Kleidung bei Reinigungs- und Läuterungsprozessen. Violett hilft gegen negative Gedanken. Ein Zuviel an Violett kann außerdem auch zu Tagträumerei, Weltflucht, elitärem Denken, Auserwähltheitsallüren, Stolz und Eitelkeit führen. Achte von daher immer auf ein Gleichgewicht der Farben in deinem Leben, denn nur so hast du und deine Wohnung ein gutes Feng Shui.

5.4.6 Orange

Orange stärkt deine Fröhlichkeit, steigert die Entschlusskraft, vitalisiert, motiviert macht dich gesellig und hilft dir deine Kreativität zu entfalten. Wo Orange abgelehnt wird, mangelt es oftmals an Vertrauen und Selbstwertgefühl. Wer ängstlich und furchtsam ist oder schlechte Nachrichten erhalten hat, sollte sich mit der Farbe Orange in der Kleidung stärken. Orange hilft auch gegen Depressionen, heitert auf und gibt Lebensmut, es soll krampflösend auf die Atmung einwirken. Ein Freund von mir, der Probleme mit der Lunge hat, trägt nur orange Kleidung, er schwört darauf. Desweiteren hilft Organe auch gegen Appetitmangel, solltest du etwas mager sein, dann probiere es mal aus und esse viele orangefarbenen Karotten und Orangen. In der Wohnung eignet sich die Farbe gut für den Eingangsbereich, für das Esszimmer, das Wohnzimmer und die Küche. Für Schlafzimmer und Studierzimmer sollte diese Farbe eher gemieden werden. Orange macht dich hier eher fahrig und unruhig.

5.4.7 Braun - Die Farbe für Sadisten und Politiker

Braun wirkt erdend, es symbolisiert gute Gesundheit, die Fähigkeit, hart zu arbeiten, es steht für Stabilität und Belohnung durch Leistung. Vor allem die Töne Hellbraun und Kaffeebraun sollen die Geduld fördern. Braun wird im Feng Shui auch als Therapiefarbe gegen die Neigung zu Lüge und Betrug eingesetzt. So mancher Vorstandsetage, so manches Parteibüro, täte von daher ein Braunton gut.

Wer Braun ablehnt, dem mangelt es vermutlich an Willens- und Tatkraft. Er ist oftmals ängstlich, ja scheu und lebt in sich zurückgezogen. Alles was geschieht bereitet ihm sorgen. Wenn Braun deine Lieblingsfarbe ist, kann das bedeuten, dass du sachlich, praktisch, ehrlich und fleißig bist. Flohbraun war die Farbe, die Ludwig XVI. liebte. Er war intelligent, technisch begabt, pflichtbewusst und anständig. Er war der liberalste der Bourbonen, kein Tyrann. Das alles passt sehr zu seiner Lieblingsfarbe.

Wer allerdings zu viel Braun in seine Umgebung bringt, blockiert leicht seine Kreativität. Auch das passt zu Ludwig XVI., der viele Reformen zu Wege brachte, sein wichtigstes Problem, die Finanzkrise, aber nicht lösen konnte, und daran letztlich scheiterte. In Arbeitsräumen ist diese Farbe daher meist nur eingeschränkt empfehlenswert. Braune Sitzmöbel oder Teppiche vermitteln allerdings ein intensives Gefühl der Geborgenheit. Eine Kuschelecke mit braunen Tönen ist daher zuhause durchaus zu empfehlen. Naturwaren, Naturhölzer, Töpferwaren, Keramik in Erdfarben geben dir im Wohnraum ein Gefühl der Unterstützung und Kraft. Natürlich hat alles seine zwei Seiten. Braun ist nicht nur die Farbe des goldenen Herbstes, der Vollendung und Reife, sondern auch die Farbe des Kots. Hinter einer obsessiven Liebe zu Braun kann sich auch Sadismus, Machtstreben und Starrheit verstecken, ähnlich wie beim Schwarz. Aber keine Panik! Die allermeisten Jungs, die Braun als Lieblingsfarbe haben, sind offene, grundehrliche Typen.

5.4.8 Schwarz - Die sinnliche Farbe des Scharfsinns

Schwarz ist höchste Dunkelheit, jegliches Fehlen von Licht, die Farbe des Todes und auch des Liebestodes und damit des Eros und der Sexualität. Der Orgasmus ist der Tod des Ego und dabei höchstes Glück. Schwarz, diese absolute Negation allen Seins, ist somit eine recht sinnliche Farbe, besonders beliebt für erotische Bettwäsche und Fetischkleidung aus Leder oder Lack.

Schwarz steht für das Geheimnis, das Innere, das Intime, aber auch für Sammlung, für Konzentration, Intelligenz und Scharfsinn. Das Feng Shui empfiehlt schwarze Kleidung, um bei Prüfungen gut abzuschneiden. Schwarz ist die Farbe der Verstandestätigkeit und der Weisheit. Tiefes Wasser ist schwarz. Und Wasser steht für Geldfluss, für Reichtum. Manche Feng Shui Experten empfehlen den Boden der Geschäftsräume für anhaltenden Erfolg schwarz zu gestalten. Und man spricht ja auch im Westen davon, dass man schwarze Zahlen schreibt, wenn eine Firma erfolgreich ist.

Schwarz ist höchstes Yin und heilt damit den Jähzorn. Es ist die tiefste Tiefe, reich und voller Empfindungen, es korrigiert Selbstsucht und beseitigt Gleichgültigkeit. In Räumen akzentuieren schwarze Gegenstände die anderen Farben, verstärken sie in ihrer sinnlichen Wirkung. Viele schwarze Möbel im Heim oder Büro signalisieren Machtanspruch. Wer erfolgreich und mächtig sein will, darf durchaus schwarze Accessoires in sein Leben bringen. Schwarz steht auch für Härte und Durchsetzungsfähigkeit. Wer Schwarz liebt denkt eigenständig und sagt auch was er denkt, er ist zielstrebig, diszipliniert, manchmal aber auch niedergeschlagen.

Menschen, die zu Schwermut neigen, kleiden sich oft schwarz. In einem solchen Fall ist es besser, zu Pink, zu Zitronengelb oder zu Moosgrün zu greifen. Insgesamt zu hellen, leuchtenden Farben, um allen Trübsal aus seinem Leben zu verbannen. Wer Schwarz ablehnt sorgt sich vor Stillstand und Ungewissheit. Gehe in einem solchen Fall unter Freunde.

Schwarz ist aber auch, in allerdings sehr seltenen Fällen, eine Heilfarbe für extreme Erschöpfungszustände. Sie fängt die Energien, das letzte Stückchen Lebenslicht, im Körper, wenn alles andere bereits vergeblich ist, und hält die Aura zusammen. Schwarz stärkt den Eigenmagnetismus, die Zentripetalkraft. Und dies ist auch der Grund, warum Schwarz die Farbe der Magie und der Macht ist. Schwarze Katzen gelten in Japan und im Buddhismus als Glücksbringer. Eine schwarzhaarige Katze im Haus deutet auf künftigen Wohlstand hin.

5.4.9 Weiß - Unschuld und Langeweile

Weiß ist die Farbe der Reinheit, der Lebensbejahung, der absoluten Makellosigkeit. Im Hinduismus ist es die Farbe der Erleuchtung, der Vervollkommnung und des reinen Bewusstseins. Weiß beseitigt alle Negativität und fördert Vergebung und Toleranz. Wer weiß liebt, gilt als gütig, ruhig und gefühlvoll, aber er befindet sich oftmals auch in einer Übergangsphase. Kombiniert mit Schwarz ist es eine beliebte Farbe in der Pubertät. Durch die Gegensätzlichkeit beider Farben zeigt diese Wahl die krisenhafte Zuspitzung eines Konflikts an.

Die Ablehnung der Farbe Weiß kann ein Zeichen für Außenseitertum, Einsamkeit und mangelnde Freundschaften sein. Weiß in der Wohnung wirkt rein, unschuldig und sauber, es ist neutral und gibt deshalb einen guten Kontrast zu kräftigen Farbtönen. Aber pass auf: Zu viel Weiß wirkt langweilig. Geradezu lernbehindernd ist es in Schulen. In Arbeitsräumen hat es ebenfalls eine eher lähmende Wirkung.

Weiß in der Kleidung hingegen gibt Schutz. Bei Krankheiten als Farbe der Bettwäsche hilft es, schnell wieder zu gesunden. Probiere es einfach aus, wenn du das nächste mal erkältet bist, du wirst über die positive Wirkung erstaunt sein. Gesunde, starke Menschen lieben Weiß geradezu. Sie tragen es instinktiv vorbeugend als Schutz gegen alles Übel. So ist es erklärlich, dass in vielen Trachten Weiß seit Jahrhunderten dominierend vorkommt, und das, obwohl es unter früheren Lebensumständen alles andere als einfach war, weiße Kleidung rein zu halten.

Weiß als Farbe hat aber, du wirst es kaum glauben, ebenso wie Schwarz, seine Licht- und Schattenseiten. Oft wird Schwarz vorbehaltlos verteufelt und Weiß in den Himmel gehoben. Das ist grundlegend verkehrt. Reines Weiß macht auf Dauer krank. Die Apollo-Astronauten hatten bei ihrer Mondmission große Schwierigkeiten mit dem hellen, gleißenden, weißen Licht, sie wurden davon depressiv. Aus der Psychologie weiß man, dass die Vorliebe für die Farbe Weiß auch auf Schizophrenie hindeuten kann. Eine unkritische Lobhudelei der Farbe Weiß ist daher nicht angebracht. Ich kann auch nur zur Vorsicht vor Gurus und Geistheilern anhalten, die Weiß oftmals geradezu manisch bevorzugen. Ich kenne drei von dieser Sorte, die ich allesamt für irregeleitete Seelen halte. Wer Weiß trägt, will manchmal eine Unschuld, eine edle Gesinnung vortäuschen, die er nicht hat. Vorsicht ist bei Extremen in der Farbwahl immer geboten. Das Feng Shui lehnt solche Extreme ab. Nur eine Farbe zu mögen, als Gestaltungselement dominierend auszuwählen, ist immer schlechtes Feng Shui.

5.4.10 Grau - Die Farbe der trüben Tassen

Grau als Mischung aus Schwarz und Weiß ist die Farbe der Neutralität und damit nichtssagend. Wer Grau trägt will nicht auffallen, nichts riskieren, passt sich an. Wer Grau ablehnt hat das Bedürfnis, endlich mehr wahrgenommen zu werden. Zu viel Grau setzt die Körperenergien und damit die Leistungsfähigkeit herab, es schwächt das Selbstwertgefühl, löst im Übermaß Sorgen und Ängste aus.

Ein Anzug in Grau ist allerdings für einen Geschäftsabschluss förderlich, denn Grau steht auch für emotionale Distanz, man bekundet so Neutralität und signalisiert Ehrlichkeit. Ein Klecks von Grau schafft Kritikfähigkeit und Urteilskraft. Mehr sollte es dann aber eher nicht sein. Wir alle kennen die grauen Tage, an denen Regenwolken den Himmel und unser Gemüt grau verfärben. Graue Töne haben wir in unseren Breiten genug im Leben und sollten es lieber in Design und Kleidung meiden.

Grautöne haben etwas von Langeweile, von angepasster Mittel-mäßigkeit. Es ist eine Farbe ohne Charakter, die für alle trüben Gefühle steht. Weiter ist es die Farbe der Armut, der Beschei-denheit, aber auch des Minderwertigen, der Lower Class, der grauen Maus und des Industriesklaven im grauen Arbeitskit-tel. Seine angepasste Mittelmäßigkeit ist inzwischen zum Ide-al der Herrenmode avanciert. Der Philosoph Friedrich Fischer schreibt bereits 1861 über den modischen Herren seiner Zeit: „Selbst Schwarz ist ihm zu entschieden, grau, grau wie die Seele drinnen musste der Kittel werden." Daran hat sich bis heute wenig geändert.

5.4.11 Silber - Gibt Power und Sicherheit

Silber harmonisiert, es steht mit den Kräften des Mondes in Ver-bindung. Silberne Gegenstände, Spiegelrahmen, Kerzenhalter, Besteck, Schmuck laden dich mit neuer Energie auf, beseitigen Erschöpfungszustände. Wer Silber liebt, gilt als ehrlich und rit-terlich, wer es ablehnt hat im Leben vermutlich Enttäuschungen und Verletzungen erfahren. Wer unter Unsicherheit leidet, wenig Selbstvertrauen hat oder wieder lernen muss, anderen Menschen zu vertrauen, sollte unbedingt mehr silberfarbene Gegenstände in sein Leben bringen.

5.4.12 Gold - Die Farbe der Träume

Gold fördert die Suche nach Weisheit, Wissen und Wahrheit. Es verhilft zu Selbstvertrauen und Selbstdisziplin. Wer Gold liebt ist ehrgeizig, durchsetzungsfähig, voller Energie und Ta-tendrang. Wer es hingegen ablehnt geht vermutlich davon aus, dass sich seine Träume in diesem Leben nicht verwirklichen lassen, sieht sich zum Scheitern und zur Mittelmäßigkeit ver-dammt. Gold schützt vor negativen Energien, es fördert fröhli-che Gedanken und die Hoffnung.

Im Feng Shui gilt es als eine der mächtigsten Farben, um Reichtum zu erlangen, dazu zählt auch geistiger Reichtum! Bring einfach mehr Gold in dein Leben, wenn du ein goldiges Gemüt haben willst. Gold ist die Farbe des Glücksnaturells, wer bisher von Pech verfolgt wurde sollte mehr Gold tragen und mehr goldene Gegenstände in seine Wohnung bringen. Zum Schluss wirst du dann zum märchenhaften Hans im Glück, der einen riesigen Goldklumpen erworben hat und feststellt, dass er ihn gar nicht mehr braucht. Auch wenn wir Reichtum und Erfolg im Leben gar nicht wirklich brauchen, wir wissen erst dass es so ist, wenn wir dieses Ziel erreicht haben.

5.5 Feng Shui Tools

5.5.1 Der Phallus als Feng Shui-Instrument.

Der Phallus als Schutzsymbol ist bei uns im Westen eher in Vergessenheit geraten. Früher verwendete man Amulette mit der Darstellung eines erigierten Penis, um negative Energien abzuwehren, das taten sowohl die alten Römer als auch die Japaner. Auch aus der Sicht des Feng Shui gibt es keine bessere Möglichkeit, negative Energien zu neutralisieren, als das Aufstellen einer Statue eines erigierten Penis oder einer klassischen griechischen Gottheit wie Pan oder Priapos.

Im Garten fördert so eine Statue die Fruchtbarkeit und führt zu Ertragssteigerungen. Der in Deutschland so beliebte Gartenzwerg mit seiner roten Zipfelmütze entlarvt sich dem Kenner als verstecktes Phallussymbol und ist heutzutage als Ersatz für diesen alten Kult in unseren Gärten anzutreffen. Besser als so ein verklemmter Rückgriff auf die alte Tradition ist natürlich das Original. Vielleicht findest du ja bei deiner nächsten Italienreise noch einen Steinmetz, der eine solche Statue nach antikem Vorbild herstellt. Wer es lieber abstrakt liebt, kann natürlich auch einen großen Menhir oder Obelisken im Garten aufstellen. Jeder längliche Stein symbolisiert den Phallus. Wer einen Menhir im Garten hat, sollte ihm regelmäßig opfern, das stärkt seine Energien. Idealerweise in Form von Gaben an Mehl, Früchten oder Blumen, die man an oder auf den Stein legt.

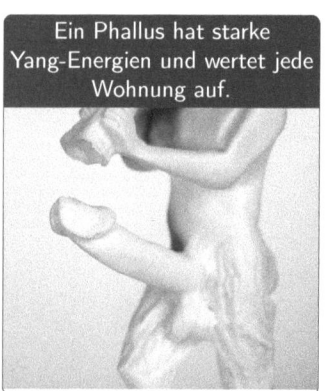

Ein Phallus hat starke Yang-Energien und wertet jede Wohnung auf.

Sehr gut steht ein Menhir zum Beispiel im Zentrum des Garten, dort, wo sich nach alter Vorstellung die Axis Mundi, die Weltenachse befindet, die die Kräfte des Himmels mit der Erde verbindet. Unterstützt werden kann die Steinsäule mit einem Apfelbaum, dem Baum der Sünde und der Erkenntnis! „Und er erkannte Sie" ist ein Spruch aus der Bibel, der darauf hindeutet, dass zwei Menschen Sex miteinander hatten. Es ist schon seltsam, dass Erkenntnis und Rationalität mit Sex in der Bibel gleichgesetzt werden. Vermutlich verbirgt sich dahinter die Urerfahrung, dass nur die, die ihre Sexualität nicht unterdrücken, auch geistig gesund sind und rational denken können. Die psychologische Literatur über den Zusammenhang von der Tabuisierung der Sexualität und geistiger Erkrankung ist sehr umfangreich, so dass ich an dieser Stelle auf diesen Aspekt nicht weiter eingehen will. Es ist aber im Grunde inzwischen für jeden auch nur etwas aufgeklärten Menschen eine Binsenweisheit, dass patriarchale Religionen mit ihrer Sexualverneinung die Menschen nur neurotisch und krank machen. Fazit: Pflanze einen Apfelbaum, wenn du einen Garten hast. Ein Apfelbaum steht symbolisch für Freude, Wohlstand, Reichtum und seelische Gesundheit. Und er ist der Weltenbaum, der wie kein anderer die Energien des Kosmos auf die Erde bringt. Besonders stark wirkt er nach Auffassung des Feng Shui übrigens im Südosten des Gartens, dort, wo der Planet Venus, der Planet der Liebe und Fruchtbarkeit, herrscht! Aber wo immer auch ein Apfelbaum steht, bringt er gutes Feng Shui.

Auch Goethes recht abstrakter Stein des Guten Glücks in seinem Garten ist nichts anderes als ein recht verkappter Phallus. Die Kugel steht für die Eichel, und der eckige Stein darunter für den übrigen Phallus. Das Ganze wirkt natürlich etwas gestaucht. Besser ist es, eine Säule mit einer Kugel darauf im Garten als Fruchtbarkeitssymbol aufzustellen. Die längliche Form der Säule verbindet die Kräfte des Himmels besser mit der der Erde. Dass auch Obelisken als Phallusersatz recht mächtig sind, dafür legt auch der Vatikan ein beredtes Zeugnis ab. Im Osten steht dort ein uralter, riesiger Obelisk, der für viel Macht und Anerkennung gesorgt hat.

Wo auch immer du ein Phallussymbol im Garten oder in der Wohnung aufstellst, stärkt er das Chi der entsprechenden Himmelsrichtung. Im Norden sorgt so ein Phallusgebilde für Karriereglück und beruflichen Erfolg. Im Südosten für sexuelle Leidenschaft und Wohlstand. Im Süden für Ruhm und Anerkennung. Im Südwesten bringt es Beständigkeit und Harmonie. Im Westen sorgt es für Motivation und Kreativität und im Nordwesten für eine gute Intuition und Selbstsicherheit. Probiere es einfach mal aus.

Wer zu einer geistigen Neuausrichtung seines Lebens tendiert, oder wer nur Prüfungsstress im Studium hat, sollte einen Phallus oder etwas Äquivalentes in die Nordostecke seiner Studierstube oder seines Schreibtisches stellen. Aus der Sicht des Feng Shui müsste auf diese Weise mehr Konzentration, mehr geistige Klarheit und Ruhe entstehen. Manchmal lässt einen solch ein Phallus auch an andere Dinge als nur an das Lernen denken. Dies baut die Verkopftheit ab und bringt einen zurück zum inneren Gleichgewicht. Was natürlich nie ganz verkehrt sein kann.

Die Haustüre wird in England manchmal von zwei Pilzen links und rechts vom Eingang bewacht. Auch Pilze sind ein klassisches Fruchtbarkeitssymbol. Zwei längliche Steine als Türwächter gingen natürlich auch. Oftmals stehen auch am Eingang zwei längliche Buchsbäume, meist etwas spitz zugeschnitten. Das ist eine Fortführung einer uralten Tradition. Bei alten Grabanlagen sind es zwei Menhire (zum Beispiel Wayland's Smithy in Südengland) oder wie im Falle von Salomons Tempel zwei freistehende und damit statisch zweckfreie Säulen davor. Säulen, Pilze, spitze, hohe Steine, spitz geschnittene Buchsbäume, stehen für Phallusse und gewähren Schutz vor negativen Energien.

5.5.2 Wasserfeature

Wasser ist eines der wichtigsten Hilfsmittel im Feng Shui. Es besitzt starke Energien. Ein Zimmerspringbrunnen ionisiert den Raum und gibt dir Gesundheit und Munterkeit. Verwende dabei immer sauberes und frisches Wasser. Du kannst zum Beispiel eine Schale Wasser in den Osten deines Büros stellen. Dies stärkt Selbstvertrauen, Aktivität, Ehrgeiz und Vitalität. Am besten füllst du deine Schale jeden Morgen neu mit Wasser. Besonders wirksam wird die Schale, wenn du im Osten ein Fenster hast und das Wasser dem Sonnenlicht aussetzen kannst. Ersatzweise kannst du auch Wasserpflanzen in ein großes Wassergefäß geben, auch das erzeugt sehr positive Energien. Sobald Wasserpflanzen im Spiel sind solltest du das Wasser nicht mehr in seiner Gesamtheit täglich wechseln, es genügt dann, ab und zu eine kleine Menge Wasser zu entfernen und etwas frisches Wasser hinzuzugeben.

Natürlich kannst du auch ein Aquarium in den Osten geben, wenn du den Aufwand mit der Pflege nicht scheust. Aber notwendig ist dies nicht. Der Osten und der Südosten werden von der Frühlings- und Frühsommenergie des Wachstums beherrscht, dem Chi der wachsenden Vegetation, der sogenannten Holzenergie. Da Wasser im Zyklus der Elemente Holz fördert (keine Pflanze kann ohne Wasser gedeihen), ist es gut, in den Osten oder Südosten Wasser zu geben. Dies fördert dein finanzielles Glück und deinen Wohlstand.

Im Norden sorgt Wasser für einen guten Start in die Karriere. Beruflicher Erfolg kann daher besonders gut mit Hilfe eines Wasserobjektes im Norden aktiviert werden. Eine Schale voller Wasser, die mit dem Bild einer Schildkröte geschmückt ist, trägt dazu bei, Stolpersteine auf deinem Lebensweg fernzuhalten. Denn die Schildkröte symbolisiert Schutz vor negativen Energien.

Auch Links vom Eingang ist es aus der Sicht des Feng Shui günstig, ein Wasserobjekt aufzustellen. Es stimuliert ein günstiges Schicksal. Wasser symbolisiert den Zufluss der Lebensenergie und des Geldes. Ideal ist deshalb ein Brunnen, dessen Wasser direkt auf das Haus zufließt. Links (von innen betrachtet) sollte das Wasserobjekt deshalb stehen, weil die Lebensenergie nach taoistischer Überzeugung von links nach rechts fließt, und ein Wasserobjekt so die Lebensenergie besonders gut aktiviert. Wenn du nur eine Wohnung hast und kein Haus mit Garten, dann stell einfach, wenn du Platz dafür hast, ein nettes Wasserobjekt links innen an deine Eingangstüre. Wenn dir das zu umständlich ist, dann stelle die Statue einer Katze links neben den Eingang. Sie ersetzt das Wasser erfolgreich. Ich wünsche dir viel Erfolg mit dieser Feng Shui-Maßnahme.

5.5.3 Spiegel

Neben Wasser ist auch der Spiegel ein wichtiges Feng Shui-Hilfsmittel, er erzeugt starke Yang-Energien. Wenn du viele dunkle Ecken besitzt, kleine Zimmer hast oder gar ein Fehlbereich in deiner Wohnung besteht, dann gib einen großen Spiegel in den Raum.

Als sehr glückringend gilt das Arrangement einer Schale mit Obst und großem Spiegel dahinter. Dies fördert Glück und Reichtum. Natürlich fördern auch Bilder von Lebensmitteln symbolisch Glück und Reichtum, aber noch besser ist echtes Obst. Im Esszimmer einen großen Spiegel anzubringen, der den Esstisch und somit die Nahrung spiegelt, soll für immerwährenden Wohlstand sorgen. Auch in deiner Ankleide darf ein Spiegel nicht fehlen. Wichtig ist, dass der Spiegel deinen gesamten Körper zeigt. Achte auf eine gute Ausleuchtung. Ein solcher Spiegel fördert deinen Erfolg und deine Anerkennung.

Im Schlafzimmer sollten Spiegel so angeordnet werden dass sie nicht Personen reflektieren. Ansonsten besteht die Gefahr eines unruhigen Schlafes, da die starke Energie des Spiegels auf den menschlichen Körper zuströmt. Auch Mattigkeit, Verdruss und Gereiztheit können die Folge sein. So manche zerbrochene Beziehung führen Feng Shui-Experten auf Betten zurück, die gespiegelt wurden. Aber keine Panik, wenn du einen großen

Spiegelschrank hast, den du partout nicht woanders hinstellen kannst, dann bring einfach einen Paravant zwischen deinem Bett und dem Spiegel an, das reicht völlig aus, um einen erholsamen Schlaf zu gewährleisten.

Spiegel wehren auch negative Energien von außen ab und helfen, das Chi im Haus zu bewahren. Die Chinesen verwenden dazu konvex (nach außen) gewölbte Zauberspiegel mit Schutzsymbolen, den sogenannten Pa Kua-Spiegel. Den gleichen Effekt erzielen Rosenkugeln. Ihre spiegelnde, konvexe Gestalt bewahrt dich vor negativen Energien. Besonders gut sind silberfarbene Kugeln gegen negative Energien von außen, wie zum Beispiel nervigen Nachbarn. Grüne Kugeln fördern das Wachstum und schützen vor trüben Gedanken anderer. Orange erhöht die Lebensfreude. Gelb sorgt für Wohlstand und Beständigkeit. Blaue Rosenkugeln helfen, die Kommunikation mit deiner Umwelt zu verbessern und rote Kugeln helfen dir, mehr Anerkennung zu erlangen und dir neue Ziele zu stecken. Es ist von daher nie verkehrt, ein paar Rosenkugeln an den Eingang zu geben oder im Garten zu verteilen.

In der Wohnung helfen Rosenkugeln, zu den Pflanzen gesteckt, gegen negative Energien, die von außen durch die Fenster eindringen können. Wenn du hässliche Fabrikgebäude in der Nähe hast und von deinen Fenstern aus siehst, oder Krankenhäuser, Krematorien, Kirchen, Friedhöfe, Hochspannungsleitungen, Mobilfunkmasten, usw. (dies alles sind Objekte, die zuviel Yin Energie und teilweise sogar Sha-Chi (Todesenergie) abgeben und dir so Lebensenergie abziehen), dann versuche dich dagegen wenigstens auf feinstofflicher Ebene zu schützen, gib dazu Rosenkugeln in deine Fenster. Alternativ gehen auch handgroße, normale Spiegel oder Feng Shui-Kristalle.

5.5.4 Windspiele

Windspiele haben hohle Röhren, mit denen sie stagnierendes Chi beseitigen. Sie sind ein uraltes chinesisches Heilmittel, um die Energien eines Raumes zu heben. Wilhelm Reich (1897-

1957), Psychologe und Lebensenergieforscher, hat unabhängig von den Chinesen die positive Wirkung von Metallröhren wiederentdeckt. Mit riesigen Metallröhren, von ihm Cloudbuster genannt, hat er erfolgreich das Wetter beeinflusst, stagnierende Lebensenergie in der Atmosphäre beseitigt. Damit hat er den Farmern in den USA erfolgreich geholfen, ihre Existenz zu sichern, nachdem durch aberwitzige Atombombenversuche das Klima außer Kontrolle geraten war. Sehr schön beschreibt diese Zusammenhänge sein Sohn Peter in dem Buch: „Der Traumvater" und auch der Philosoph Bernd A. Laksa, der es als einer der wenigen Autoren geschafft hat, sachlich über die Forschungen von Reich zu berichten. Viele Menschen haben einfach Angst vor der pulsierenden Kraft der Lebensenergie und dem Leben selbst.

Hohle Metallröhren (Klangspiele) funktionieren! Ideale Orte für Metallklangspiele liegen generell im Westen, Nordwesten und Norden. Dort fördern sie nach den Regeln des Feng Shui die Lust am Leben, Einkommen, Organisation und Unabhängigkeit.

5.5.5 Pflanzen

Pflanzen haben eine starke Energie, sie sind Lebensenergiegeneratoren und bringen viel Glück. Egal in welchem Teil deiner Wohnung du sie letztlich aufstellst, sie helfen, das Chi des jeweiligen Sektors zu steigern. Wenn es um die Überwindung finanzieller Probleme geht oder du deine finanzielle Situation verbessern willst, dann ist es sehr glückhaft, den Geldbaum (Crassula) in der Wohnung einzusetzen. Überlege, was du in deiner derzeitigen Situation am dringendsten brauchst.

Im Osten hilft dir ein Geldbaum beim Start eines neuen Projekts oder wenn du dein Geschäft ausweiten willst. Im Südosten hilft die Energie der Pflanzen, neue Ideen zu finden, um künftigen Wohlstand zu erreichen. Osten und Südosten stehen allgemein für Projekte der Zukunft. Der Süden bringt Leidenschaft und die Fähigkeit, Geld einzusammeln und gute Geschäftskontakte zu knüpfen. Der Südwesten mit seinen Erdenergien hilft dir, das Erlangte zu behalten und dein Geld auch in Zukunft weiter gewinnbringend einzusetzen. Unterstütze den Geldbaum hier durch den Einsatz des Erdelements. Ideal dafür sind gelb blühende Blumen, schöne Gegenstände in gelber Farbe oder Steine. Im Westen hilft die Energie des Geldbaumes dabei, das bereits Erreichte mit Leichtigkeit weiter auszubauen, also noch mehr Erfolg einzuheimsen.

Der Nordwesten bringt dir neben guten Kontakten auch mehr Respekt für deine Leistungen. Wenn man dich eines vielleicht nicht allzu fernen Tages für einen Neureichen hält, für dich und dein Lebenswerk als erfolgreicher Unternehmer wenig Verständnis zeigt, die Umgebung neidisch reagiert oder gar du selbst deinen Erfolg gar nicht so richtig zu schätzen weißt, spätestens dann wird es Zeit, den Nordwesten mit einem Geldbaum zu stärken.

Der Norden steht für den Geldfluss. Wenn deine Gläubiger säumig in ihren Zahlungen sind, dann stärke diesen Sektor. Wenn du nicht beruflich selbständig bist, aber denkst, dass du endlich mal eine Gehaltserhöhung verdient hast, dann stärke den Norden. Meist sollte in einem solchen Fall aber zusätzlich der Nordwestsektor unterstützt werden, ebenso der Süden. Es geht darum, dass du mehr Zuwendung, mehr Anerkennung und auch Geldmittel erlangst. Den Norden allein zu aktivieren könnte dafür sorgen, dass nur die Karriere einen Sprung nach vorne macht, dabei aber die Erträge - symbolisch *das reich fließende Wasser* - nicht in deine Tasche fließen, sondern in die der Firma. Solltest du zu den Glücklichen gehören, die einen Garten besitzen und einen Bachlauf dort eingerichtet haben (das gilt ja als gute Feng Shui-Maßnahme, um das Karriereglück zu steigern) dann gib zum Wasserarrangement eine Pflanze. Sie sammelt symbolisch das Wasser, hält es fest. Weiter schadet es nicht in das Wasser einen schönen Becher oder auch Eimer (je nach Größe des Wasserobjektes) zu geben. Es geht darum, das Wasser, das fließende Geld, symbolisch auch für dich einzufangen.

Wer keinen Garten hat, kann im Norden des Wohnraums das Bild eines Wasserfalles aufhängen. Sorge dafür, dass sich dann auf dem Bild das Wasser in einem Becken darunter sammelt. Wenn es die Lichtverhältnisse zulassen, gib einen Geldbaum davor. Auch ein großer Spiegel (=Wasser) hinter einem Geldbaum wäre recht günstig.

Der Nordosten ist der Ort für Gewinnertypen. Ich habe es schon mehrfach erlebt, dass erfolgreiche Unternehmer(innen) ihr Büro und sogar ihr Schlafzimmer im Nordosten hatten, das gibt Stress und Arbeit. Die Energie des Nordostens ist sehr instabil und unruhig. Es ist die Energie des allerersten Anfangs, sie verhilft dir zu guten, klaren, schnellen Entscheidungen. Wenn du gerne an der Börse spekulierst, dann solltest du die Energie dieses Sektors fördern. Ebenso wenn du am Anfang einer Existenzgründung stehst und den schnellen Erfolg brauchst, dann aktiviere bitte den Nordosten für dich mit Hilfe eines Geldbaums.

Insgesamt solltest du Pflanzen vor allem im Osten, Südosten und Süden einsetzen. Aber auch die anderen Richtungen haben ihre Qualitäten, die mit einem durchaus bewussten Einsatz der Pflanzen gesteigert werden können. Ein Geldbaum steht überall gut. Gleiches gilt für einen Glücksbambus und das Kraut der Unsterblichkeit, denn alle drei gelten als besonders wirksame und mächtige Pflanzen.

5.6 Symbole

5.6.1 Drachen und Schlangen

In China gilt die Darstellung eines Drachen als besonders glücksbringend. Eine Obsession, die die Chinesen mit den Kelten und Germanen teilen. Die alten Stabkirchen Skandinaviens stecken voller Drachenmotive. Natürlich vorkommende Lebewesen wie Bären und Elche sucht man bei den Wikingern vergebens. Abgebildet werden vorwiegend die mystischen Wesen der Anderswelt.

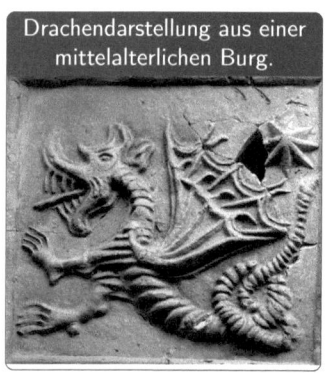

Drachendarstellung aus einer mittelalterlichen Burg.

Ursprünglich war wohl der Drache ein Symbol für die Kräfte des Wassers. Der mäandernde Gang der Flüsse mit der wild bewegten Wasseroberfläche wurde als lebendiger Drachenkörper interpretiert. Dabei war die Schlange durchaus mit dem Drachen austauschbar. Ihre schlängelnde Bewegung steht für die kosmische Lebensenergie, für das Lebendige schlechthin. Vielleicht gab es im alten China noch lebende Vorbilder für den Drachen. Es ist durchaus möglich, dass einst auch auf dem Festland Komodowarane existierten.

Wie auch immer, der Drache ist letztlich ein Fabelwesen, eines der Mischwesen des alten Kultes. Ähnlich einer Sphinx, die eine Mischung aus Löwe, Mensch und Schlange darstellt, ist der Drache aus dem Leib der Schlange, aus dem Kopf des Wolfes und den Flügeln des Hahns zusammengezimmert.

Auch in China ist der Drache ein Mischwesen. Er hat den Kopf eines Kamels, das Geweih eines Hirsches, die Ohren einer Kuh, den Hals einer Schlange, den Bauch eines Karpfen, die Klauen eines Adlers und die Sohlen eines Tigers, besteht also aus noch mehr Tieren als bei uns im Westen. Bei Furth im Bayrischen Wald findet immer noch alljährlich ein Drachenstich statt. Früher kamen die Leute aus der Ganzen Region und sogar aus Böhmen, um dem Spektakel beizuwohnen. Dies sind uralte Traditionen.

In Furth wird symbolisch der Winterdrache besiegt, dies garantiert ein Jahr mit guter Ernte und Fruchtbarkeit. Der Winteraspekt wird im Feng Shui mehr durch den Weißen Tiger, der im Westen residiert, symbolisiert. Er ersetzt den Winterdrachen der europäischen Tradition. Der azurblaue Frühlings- und Sommerdrache hingegen steht in China im Osten und Südosten und sorgt dort für Fruchtbarkeit, Wachstum und Gesundheit. Er ist ein starkes Tier.

Drei Drachen im Osten der Wohnung aufgestellt gelten als

hochgradig glücksbringend. Es soll nichts besseres geben, um die Gesundheit zu fördern. Ich persönlich habe mit dieser Empfehlung gute Erfahrungen gemacht. Erwarte aber bitte nicht unbedingt, dass du durch die Drachen allein und direkt gesund wirst. Dies ist eher selten. Sie weisen dir vielmehr öfter nur den richtigen Weg.

Dazu ein Fall in meiner Umgebung: ein junger Bursche litt jahrelang unter seltsamen Krankheitsproblemen. Eine Odyssee zu vielen Ärzten erbrachte keinerlei Anhaltspunkte. Keiner konnte helfen, wusste die richtige Diagnose zu stellen. Nachdem er die Drachen aufgestellt hatte, kam er selbst hinter seine Probleme. Er erkannte, dass er eine Histamin- und Fruktoseintoleranz hat. Da hätten die Ärzte dahintersteigen müssen. Für einen Laien ist dies verdammt schwierig. Ich frage mich manchmal, was für Ärzte wir eigentlich in Deutschland haben. Selbsthilfe ist in diesem Land meiner Erfahrung nach leider bitter nötig. Es handelt sich bei dem geschilderten Fall um keinen Einzelfall, wie ich aus langjähriger Erfahrung weiß. Doch wie auch immer, zurück zu den Drachen.

Drei Drachen im Osten schaden definitiv nicht. Wer weiß, vielleicht helfen sie auch dir, deine Gesundheits-Probleme, die vorher rätselhaft und unlösbar erschienen, endlich zu lösen. Manch einer zerschlägt einen gordischen Knoten, versucht es mit Willenszwang, um seine Probleme endlich zu lösen. Ich empfehle drei Drachen für den Osten. Wenn du Drachen nicht magst - im christlichen Kontext sind sie ja arg in Verruf geraten und nur noch negativ besetzt - dann stellt dies auch kein Problem dar. Nimm drei Nilpferde! Das Sternbild des Drachen wird auf den ägyptischen, astrologischen Tafeln als Nilpferd dargestellt. Das Nilpferd, ein Flusstier, was ja der Name schon sagt, ersetzt so den Wasserdrachen. Ich schätze das liegt daran, dass das Nilpferd in Ägypten doch öfter vorkommt als ein Drache.

Zwei weitere sehr positiv besetzte Tiere im Feng Shui, die du an Stelle des Drachen einsetzen kannst, sind der Elefant und das Nashorn.

Bedenke aber, dass auch in der Bibel die Seraphim nichts anderes als Mischwesen mit Schlangenkörpern sind, Moses einen Schlangenkult betrieb, Christus als erhöhte Schlange bezeichnet wurde, etc. Schlangen haben auch im biblischen Kontext, man wird es nicht für möglich halten, ihre positiven Seiten. Also keine Angst vor Schlangen und Drachen.

Vorsichtshalber zur Klarstellung: wir brauchen den lebensspendend Drachen! Gothic-Drachen mit ihrer düsteren Art sind für eine Wohnung aus der Sicht des Feng Shui eher zu meiden. Zumindest haben sie nichts im Osten zu suchen. Das wäre schlechtes Feng Shui.

5.6.2 Elefanten

Der Elefant gilt als ebenso mächtig wie der Drache, er sorgt für Fruchtbarkeit, Stärke, Reichtum und Weisheit. Im Vastu steht er oft an der Eingangstüre, um alle negativen Energien abzuwehren und das Glück der Bewohner zu sichern. Seine Anwesenheit im Inneren des Hauses fördert das Glück seiner Bewohner.

5.6.3 Tiger und Löwe

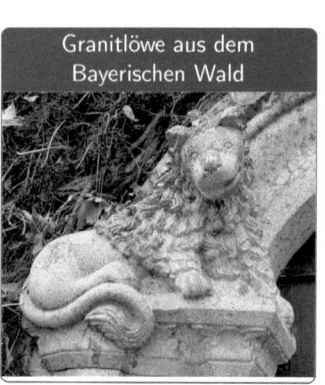

Granitlöwe aus dem Bayerischen Wald

Diese beiden mächtigen Raubkatzen sind weitere heilige Krafttiere. Ihr Einsatz ist uralt. Das älteste bekannte Kunstwerk der Welt ist eine Löwenstatue, gefunden auf der Schwäbischen Alb. Es wird auf 30.000 Jahre geschätzt. So lange schon sind die Menschen von diesem Tier fasziniert.

Zwei Löwen bewachen die große Göttin auf Ihrem Thron in Catalhöyük (5800 v. Chr.). In Mykene steht eines der ältesten erhalten gebliebenen Löwengruppen als Torwächter. Sie bewachen dort den Eingang seit 3300 Jahren. Das Tor steht immer noch.

Es lohnt sich wohl, solche Bewacher zu „engagieren". Das Feng Shui zählt das Löwenpaar am Eingang als Behüter, das die Bewohner vor Raub, Unfällen und vorzeitigem Tod schützt. Nun, Mykene hat als historistische Ausgrabungsstätte Unsterblichkeit erreicht, ob das wohl an den Löwen liegt?

5.6.4 Hunde, Katzen und andere

Die Liste glücksbringender Tiere ist schier unerschöpflich. Zunächst einmal wären da die Hunde. Egal ob als lebendiger Hausgenosse oder nur als Abbildung, sie sorgen für Schutz, Gesundheit und Wohlstand. Eine Katze bringt besonders viel Glück, Gesundheit und Wohlstand. Die Farbe ist dabei, wie übrigens auch bei Hunden, völlig egal. Jede Katze ist eine gute Katze. Katzen neutralisieren besonders stark negative Energien. Sie machen aus jeder Wohnung einen Ort der Kraft. Dies ist auch der Grund, warum der große Bruder unserer Hauskatzen - der Löwe - von den Taoisten als Ersatz für die Menhire bei der Erneuerung alter Anlagen aufgestellt wurde.

Das Einhorn bringt Macht und eine hohe Stellung. Der Adler sorgt für Weitsicht, Ruhm und Anerkennung, der Pfau steht für ein schönes Leben im Wohlstand. Die Fledermaus sorgt für Glück und Reichtum, der Bär für Kraft und Mut, ein Fisch wehrt Böses ab und bringt Erfolg, Fülle und Fruchtbarkeit. Ein Hirsch steht für Glück, Reichtum und langes Leben, ein Pferd für Kraft, Ausdauer, Anerkennung, eine Schildkröte für Wohlstand, Langlebigkeit und Schutz vor allem Negativen. Ein Hahn schützt vor übler Nachrede.

Tiere symbolisieren im Feng Shui göttliche, positive Eigenschaften. Ich denke, in der obigen Liste ist für jeden etwas dabei.

5.6.5 Zu guter Letzt: Eulen in die Wohnung tragen

Symbole gelten im Feng Shui als mächtiges Mittel zur Hebung des Energieniveaus einer Wohnung, sie helfen auch dabei besondere Ziele zu erreichen und Wünsche zu erlangen. Etwas von diesem symbolischen Denken steckt in allen Völkern und viele tyrannische, machtbesessene Staaten und deren Herrscher haben sich ja Löwen und Adler als Wappentier und Schutzsymbol gewählt. Der Adler steht für Herrschertum, Macht, Ruhm, Anerkennung, ganz ähnlich wie der souveräne Löwe. Manchmal nervt es, diese unzähligen Staats- und Königswappen immer nur mit Doppel- oder Einfachadlern, brüllenden und schielenden Löwen... Jeder will nur Macht und Anerkennung, auf Dauer wird das gähnend langweilig. Erfreulich hebt sich von diesem Status Quo der alte kleine Stadtstaat Athen ab. Er wählte als meines Wissens einziger Staat der Erde mit Belang die Eule als Wappentier. Die Eule ist das heilige Tier der Athene, der Göttin der Weisheit, sie steht für die Kräfte der Nacht. Im Dunkeln ist gut munkeln, und während die Welt von der Tagesarbeit in Ruhe und manchmal auch in Erleuchtung versinkt, nutzen unsere Geistesarbeiter diese Zeit der Stille, um ihren Gedanken nachzuhängen. Genau dann ist auch die Eule, der physisch größte Nachtschwärmer unter den Vögeln, aktiv, und so wurde sie zum Symbol für alle Geistesarbeiter.

Die alten Athener signalisierten mit ihrer Wahl, dass sie weise werden wollten. Wie kaum einer anderen Nation ist ihnen dies gelungen. Alle großen Denker, ohne die das Abendland undenkbar wäre, stammen aus Athen oder lehrten dort. Platon, Aristoteles, Sokrates, Aischylos, Aristophanes, Euripides, Sophokles, Herodot, Thukydides. Die Liste könnte man beliebig fortsetzen, würde aber den Umfang dieses Buches sprengen. Und dann noch diese Bildhauer, dieser Phidias, dieser Praxiteles, welcher Seelenadel, welche Freiheit, Natürlichkeit und Schönheit liegt in ihren Statuen. Und vergleichen wir das mit der Unfertigkeit, mit der Steifheit, Plumpheit, den schlechten Proportionen der Kunstwerke bei Assyrern, Ägyptern, Buddhisten und Hindus - ein fortschreitendes Bild des Jammers.

Winkelmann, unser kunsthistorischer Apologet der klassischen Schönheit, geriet in Verzückung über diese großen Meisterwerke der Antike, Goethe als Spross antiker Ideale sowieso. Unerhört und unvergleichlich waren diese Bildhauer. Erst die Renaissance

wird wieder ähnlich Großartiges schaffen. Als echter Fengshuia-
ner bin ich davon überzeugt, dass diese fast konkurrenzlose antike Kultur und Ästhetik zum Großteil der Eule zu verdanken ist,
sie brachte den Schutz und den Segen der Athene, der Göttin
der Weisheit, der Künste und des Handwerks.

Und ich würde mich freuen, wenn mehr Staaten statt auf Raub, Eroberung, Plünderung und auf
den weltlichen Erfolg zu spekulieren einfach mal an
Weisheit dächten und sich die Eule als Schutztier
wählen würden! Ich bin überzeugt es stünde besser
um diese Welt. Denn eine Eule sendet an das unbe-
wusste Kollektiv einer Nation, eines Volkes, ganz andere Signale aus als ein Adler. Und by the way viele
dieser ach so ruhm- und erfolgreichen Reiche sind
heute vergessen und verweht. Aber Athen! Über
Athen wird man noch in tausend Jahren reden. Der
Unterschied dieses Staates, dieser Epoche zu allen
anderen ist einfach gigantisch und ohne Beispiel.

Die Eule ist ein klassisches Symbol für Weisheit

Wem es an Weisheit fehlt - und wer könnte nicht
mehr davon brauchen - der sollte sich das Bild einer
Eule auf seinen Schreibtisch stellen, das ist mein dringender
Tipp. Schluss mit Blöd, es lebe der geistige Fortschritt. Die
Athener haben es uns bewiesen, symbolisches Feng Shui wirkt.

Wer also an Konzentrationsmangel leidet, uninspiriert ist oder
überhaupt besser denken will, Kopf hoch, stell dir einfach eine
Eule auf den Schreibtisch, lass ein neues Zeitalter des Geistes
in deiner Wohnung entstehen! Möge Athene mit dir sein!

Welch ein Zufall: Emil August förderte Kunst und Wissenschaft. Gotha war lange Zeit einer der kulturell führenden Staaten Europas. Der erste Weltkongress der Astronomen in der Geschichte Europas fand zum Beispiel hier statt. Im Audienzsaal
thront kein Adler sondern eine Eule hoch in den Lüften und
unterstreicht so den Anspruch auf geistige Größe.

Der Autor

Charles Eldborg war bereits in der Jugend fasziniert von den
Ursprüngen der Zivilisation. Trotzdem entschied er sich zu einem Studium der Wirtschaftswissenschaften und machte sich
als Unternehmensberater selbstständig, um sich genügend Zeit
für sein Lebensthema nehmen zu können. Unausweichlich stol-
perte er über die Matriarachtsforschung und landete dabei mitten im alten China und beim Feng Shui. In der Folge machte
er sich hauptsächlich im Selbststudium daran, das Wissen der
großen Meister des Feng Shui aufzusaugen - vor allem aus dem
englischen Bücherangebot, da dort Vielfalt und Tiefgang in der
Breite noch anzutreffen sind. Die Bücher, die sich auf diesem
Weg angesammelt haben, füllen eine ganze Regalwand. Selekti-
ve Kurse vertieften das Wissen an den entscheidenden Stellen.

Was dem Autor auf dieser langen Reise immer stärker auf-
fiel: Das heutige Feng Shui hat sich von seinen im Matriarchat
wurzelnden Ursprüngen weit entfernt und wurde über die Jahrhunderte weichgespült, anzügliche Symbole wurden verbannt.
Gekonnt flechtet Charles Eldborg das alte Wissen in die heute
verbreiteten Lehren des Feng Shui wieder ein und schafft so die
Grundlage, energetische Verbesserungen des Wohnumfelds mit
queerem Lebensgefühl zu verbinden.

Kontakt

Per E-Mail an info@gayshui.de

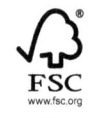